U0866712

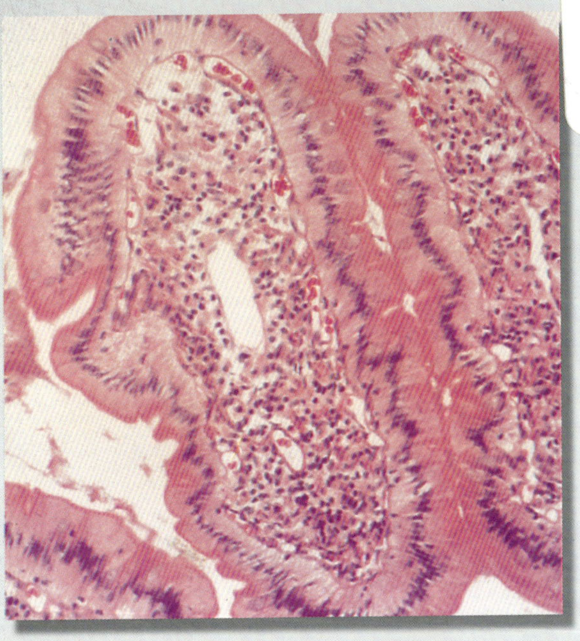

组织学实习彩色图解

ZUZHIXUE SHIXI CAISETUJIE

主编
罗灼玲　张立群

编委
罗灼玲　张立群　魏小勇　李彩霞

标本制作
张赛霞　李　文　李芳梅

上海科学技术出版社

图书在版编目（CIP）数据

组织学实习彩色图解 / 罗灼玲，张立群主编 .—上海：上海科学技术出版社，2004.4（2025.1 重印）
ISBN 978-7-5323-7371-0

Ⅰ.组 . . .　Ⅱ.①罗 . . .　②张 . . .　Ⅲ.人体组织学－图谱－医学院校－教学参考资料　Ⅳ.R329-64

中国版本图书馆 CIP 数据核字（2003）第 117951 号

组织学实习彩色图解

主编　罗灼玲　张立群

上海世纪出版（集团）有限公司
上 海 科 学 技 术 出 版 社　出版、发行
（上海市闵行区号景路 159 弄 A 座 9F-10F）
邮政编码 201101　www.sstp.cn
浙江新华印刷技术有限公司印刷
开本 787×1092　1/16　印张 1.75
2004 年 4 月第 1 版　2025 年 1 月第 19 次印刷
ISBN 978-7-5323-7371-0/R · 1907
定价：12.00 元

本书如有缺页、错装或坏损等严重质量问题，请向工厂联系调换

前　言

《组织学实习彩色图解》是根据全国高等中医药院校组织胚胎学教学大纲的要求，并紧扣面向21世纪课程教材《组织学与胚胎学》的内容，由广州中医药大学组织胚胎学教研室编制而成。

本书有彩图88幅，全面系统、内容丰富。所选彩图是在本校组织胚胎学教研室前辈们工作的基础上，由主编等在多年的教学过程中，悉心收集大量优质标本摄制而成，本书凝聚了几代教师及技师们的艰辛劳动。

本书图片图像真实、清晰精美、色彩和谐。每幅图均有简要的文字注解说明，对指导学生观察标本很有帮助；同时也可供学生看图识片及备考复习之用，实为广大师生教与学必备的工具书。

本图解于1996年9月第一次印刷成册，1999年更换了部分图片，再次印刷。在近八年的教学应用中，该图解受到学生普遍欢迎，并得到兄弟院校同行的好评和推广。在此基础上，我们根据教学的需要又进一步更新14幅图片，并增添了16幅彩图，使图像更清晰、更实用，并扩展了部分教学内容，利于学生开阔视野，扩大知识面。

由于编制水平有限，难免存在一些不足之处，恳请广大师生提出宝贵意见。

编者

2003年10月

内容提要

本书是根据全国高等中医药院校教材《组织学与胚胎学》的内容，由广州中医药大学组织胚胎学教授在摄制了大量优质标本的基础上，精选了88幅彩图编纂而成。每幅图均有注解说明，全面系统、内容丰富，有利于扩大学生的知识面。

本书可供学生观察标本、看图识片及备考复习之用，是教与学必备的学习工具书。

目　录

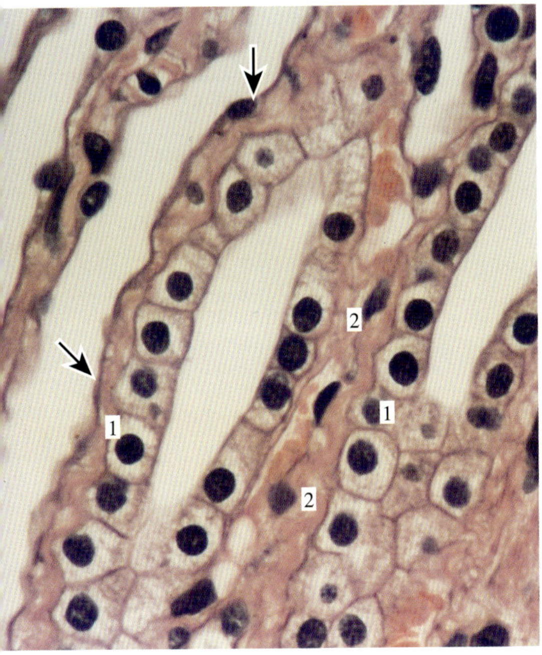

图 1

单层立方上皮　H.E 染色　5 × 40

1. 单层立方上皮　2. 疏松结缔组织　↑单层扁平上皮

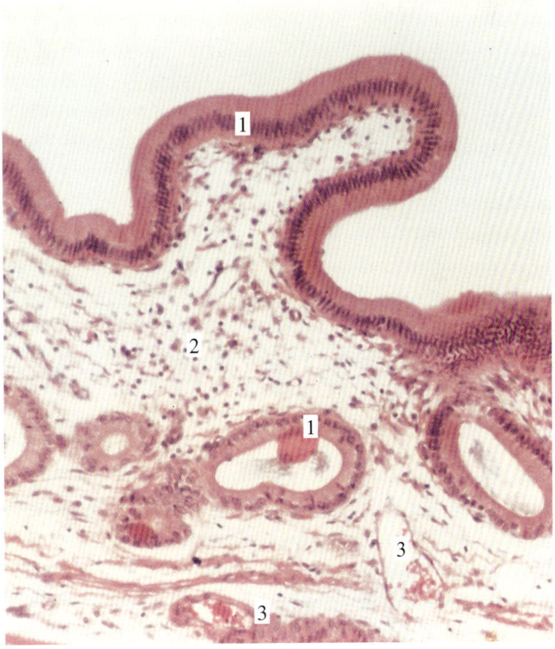

图 2

单层柱状上皮　H.E 染色　5 × 10

1. 单层柱状上皮　2. 疏松结缔组织　3. 小血管

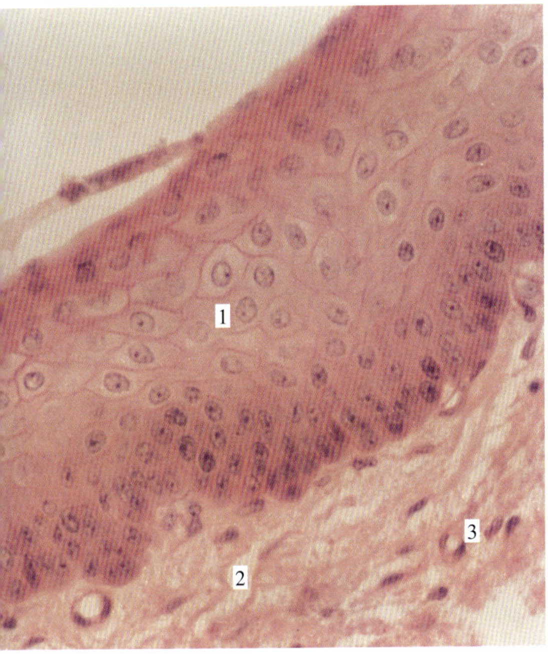

图 3

复层扁平上皮　H.E 染色　5 × 20

1. 复层扁平上皮（未角化）　2. 疏松结缔组织
3. 毛细血管

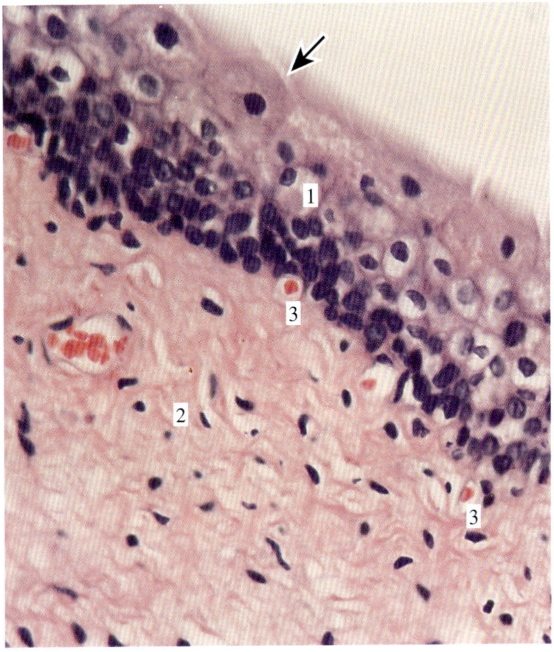

图 4

变移上皮　H.E 染色　2.5 × 40

1. 变移上皮（膀胱排空状态）　↑表层细胞
2. 疏松结缔组织　3. 毛细血管

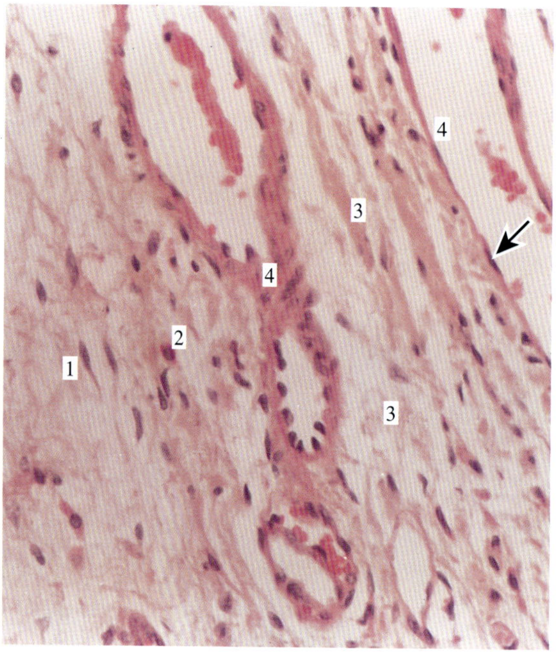

图 5

疏松结缔组织（1） H.E 染色 5 × 20

1. 成纤维细胞 2. 巨噬细胞 3. 胶原纤维
4. 小血管（纵横切）→内皮

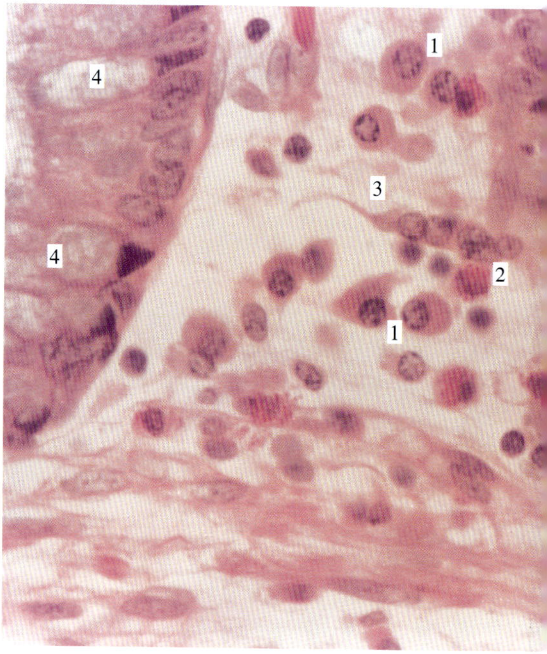

图 6

疏松结缔组织（2） H.E 染色 5 × 40

图示结肠肠腺之间的疏松结缔组织。1. 浆细胞
2. 游走出血管的嗜酸性粒细胞 3. 成纤维细胞
4. 肠腺上皮中的杯形细胞

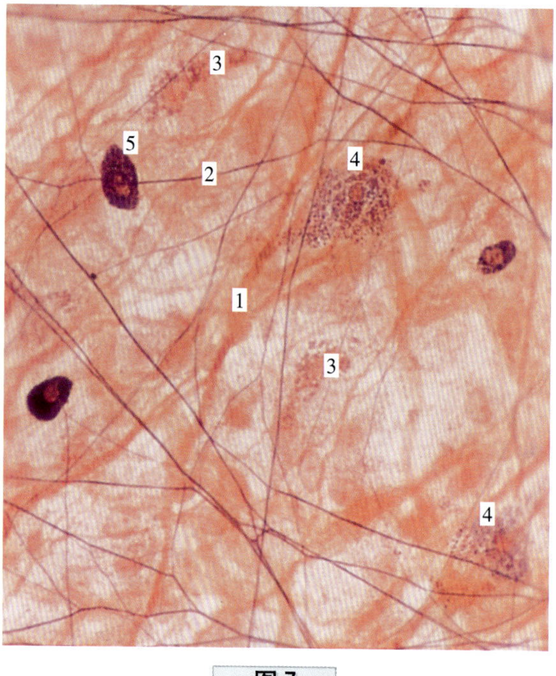

图 7

疏松结缔组织 活体注射特染 5 × 20

肠系膜铺片：1. 胶原纤维 2. 弹性纤维 3. 成纤维细胞
4. 巨噬细胞 5. 肥大细胞

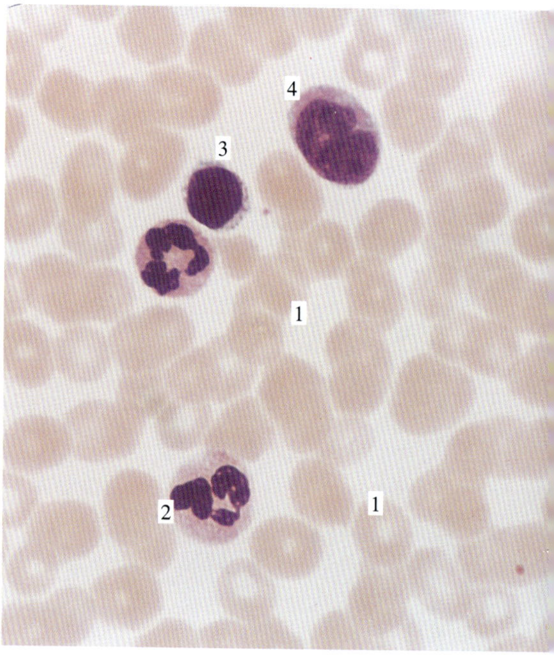

图 8

血涂片（1） 瑞特（Wright）染色 2.5 × 100

1. 红细胞 2. 中性粒细胞 3. 淋巴细胞 4. 单核细胞

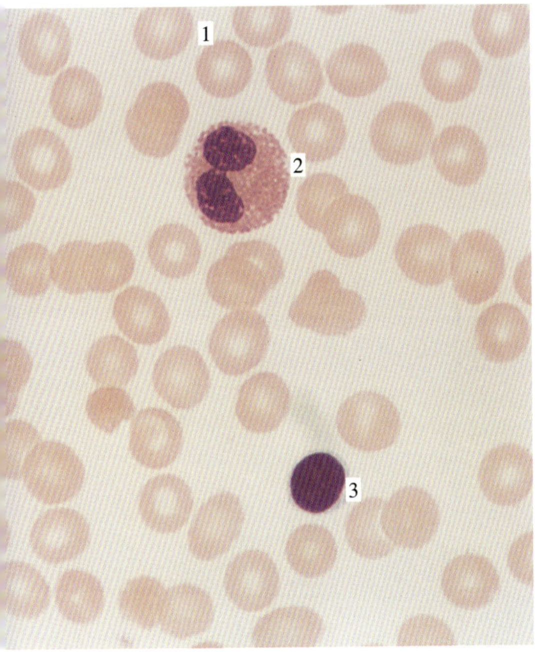

图 9

血涂片（2） 瑞特（Wright）染色 2.5 × 100

1. 红细胞 2. 嗜酸性粒细胞 3. 淋巴细胞

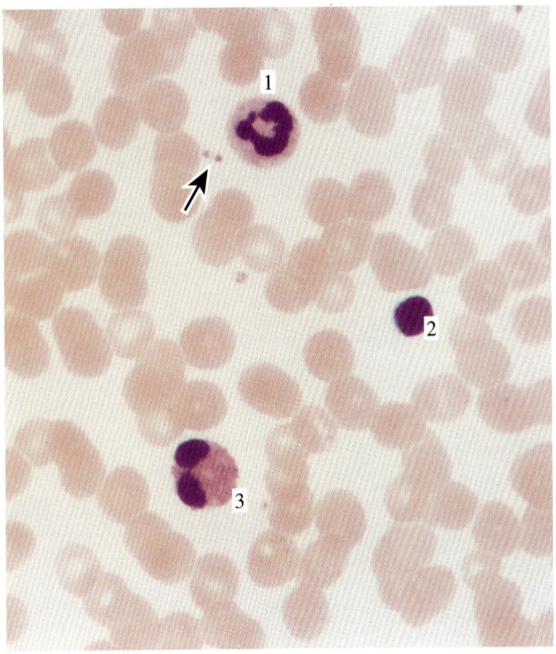

图 10

血涂片（3） 瑞特（Wright）染色 5 × 40

1. 中性粒细胞 2. 淋巴细胞 3. 嗜酸性粒细胞 ↑血小板

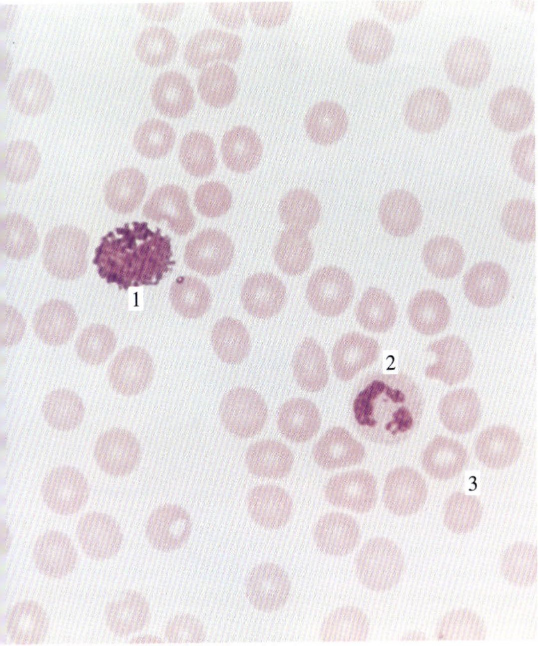

图 11

血涂片（4） 瑞特（Wright）染色 5 × 40

1. 嗜碱性粒细胞 2. 中性粒细胞 3. 红细胞

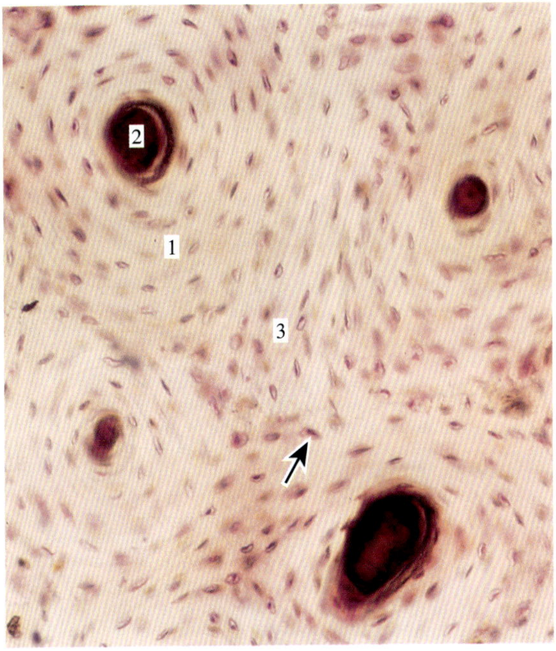

图 12

骨磨片 特染 5 × 10

1. 哈佛斯骨板 2. 哈佛斯管 3. 间骨板 →骨陷窝

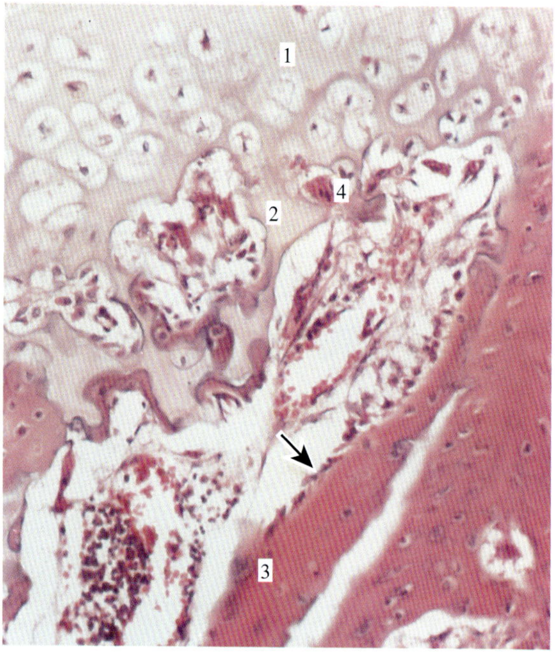

图13

骨发生　H.E 染色　5 × 10

1. 软骨细胞增生区　2. 软骨基质钙化区

3. 骨小梁　4. 破骨细胞　↓成骨细胞

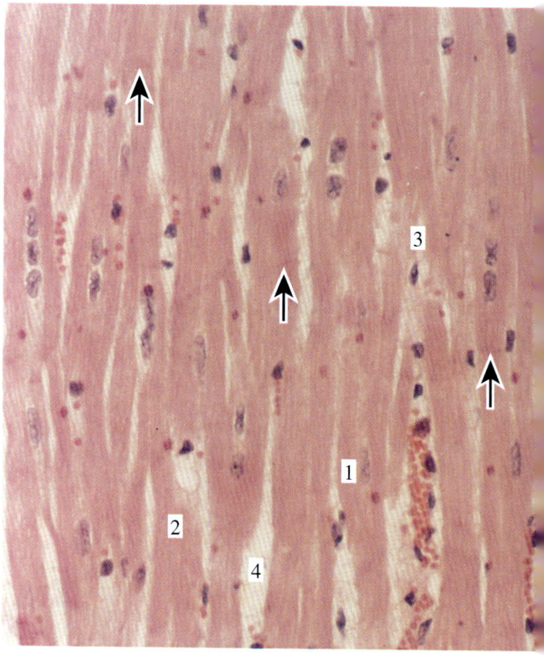

图14

心肌（纵切1）　H.E 染色　5 × 20

↑闰盘（深色细线）

1. 细胞核　2. 胞质（横纹可见）　3. 心肌纤维有分支连成网　4. 肌纤维间的结缔组织

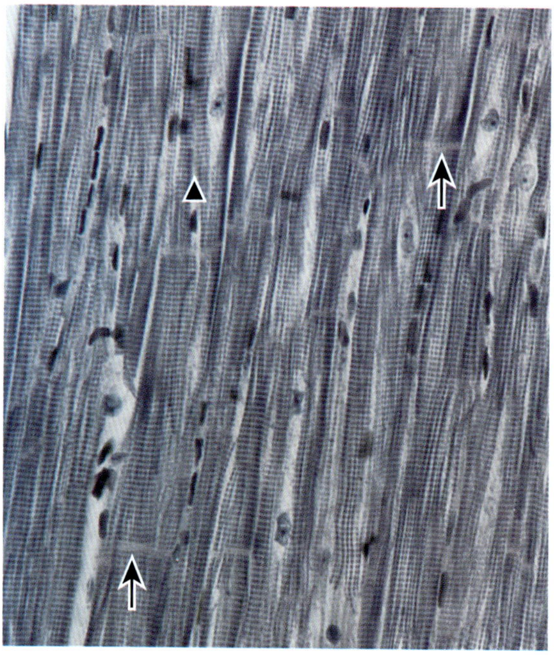

图15

心肌（纵切2）　特染　2.5 × 40

↑闰盘（无色细线）

▲心肌分支，肌质内见蓝色横纹

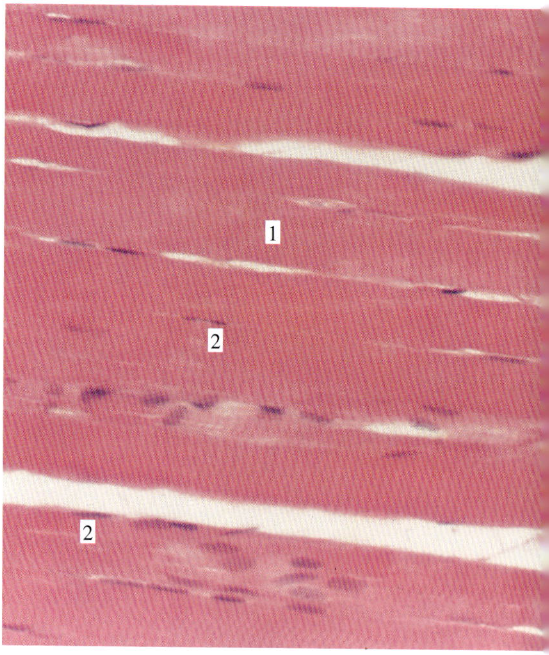

图16

骨骼肌（纵切）　H.E 染色　5 × 20

1. 肌纤维：长圆柱形，横纹明显

2. 细胞核：多个，位于肌膜下

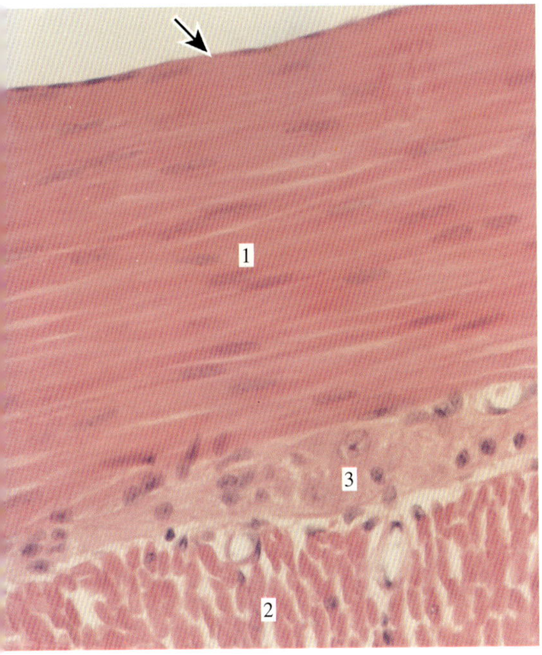

图 17

平滑肌　H.E 染色　5 × 20

1.平滑肌纵切　2.平滑肌横切
3.肌间神经丛　↓间皮

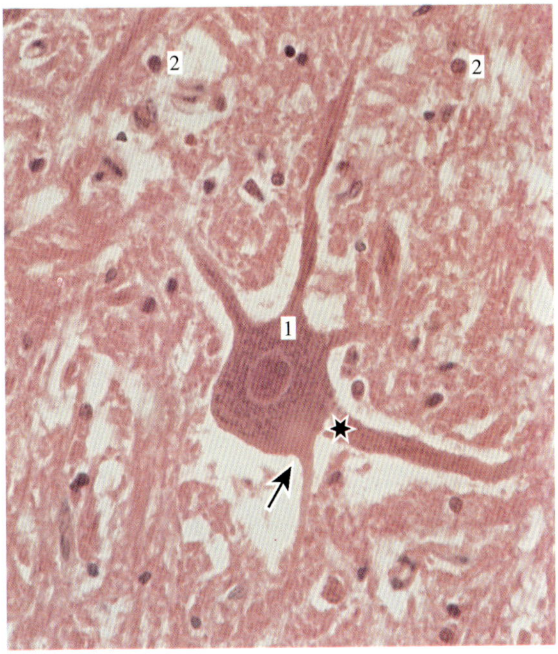

图 18

神经元（1）　H.E 染色　5 × 40

1.脊髓前角多极神经元　2.神经胶质细胞
神经元有多个突起，↑为轴突，*为树突，胞体和树突内可见嗜碱性尼氏体，胞核大而圆

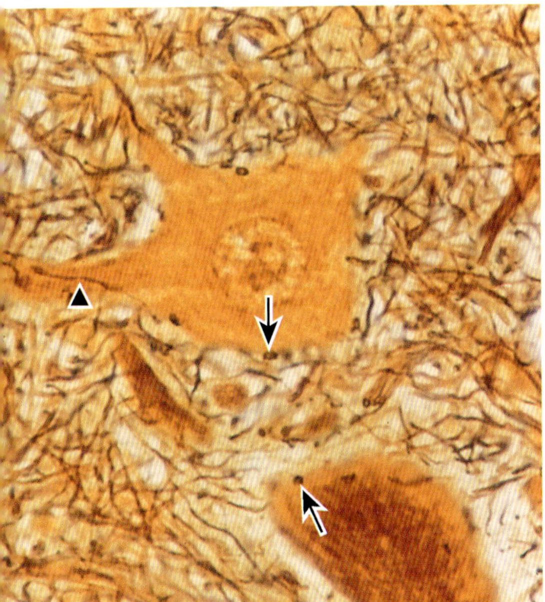

图 19

神经元（2）　银染　5 × 20

▲神经元胞体和突起中的神经原纤维（呈棕褐色细线状）　↓突触结

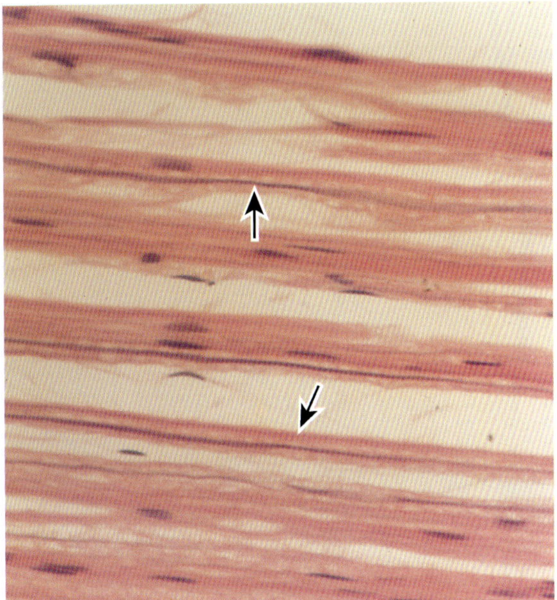

图 20

有髓神经纤维　H.E 染色　5 × 20

↓平行排列的神经纤维纵切面：中轴深色线为轴索↑，周围泡沫状为髓鞘，神经膜及其核位于髓鞘周边

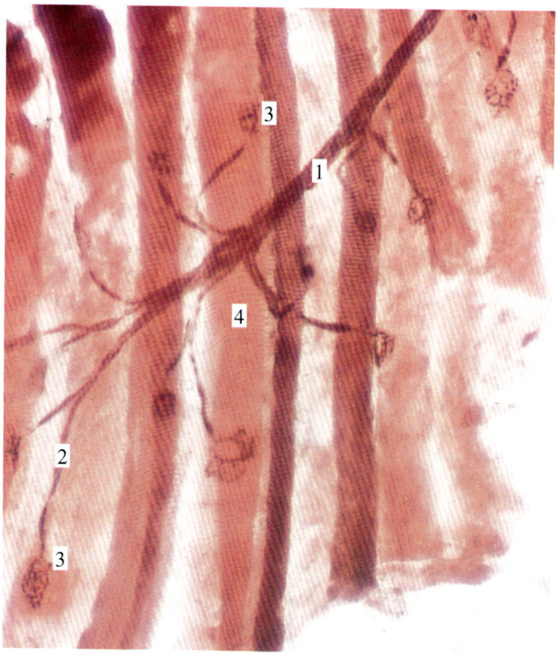

图 21

运动终板　特染　5 × 10

1. 神经束　2. 单条神经纤维　3. 运动终板（呈爪状）
4. 骨骼肌

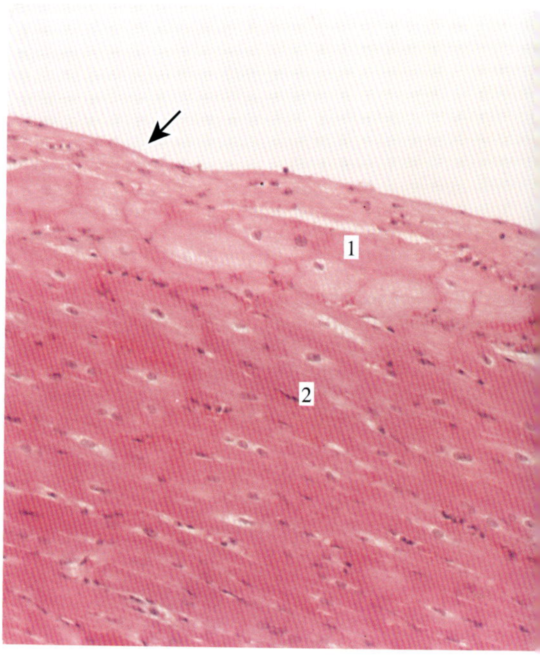

图 22

心壁　H.E 染色　5 × 10

↓内皮　1. 浦肯野纤维　2. 心肌层

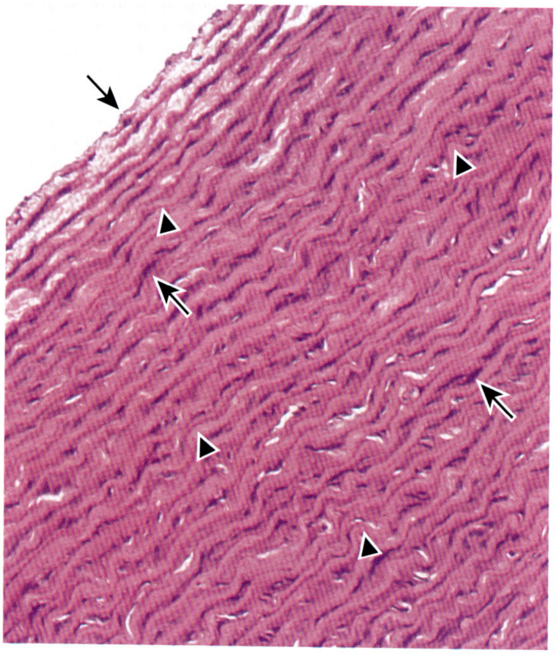

图 23

大动脉（1）　H.E 染色　5 × 10

↓内皮　▲弹性膜（浅红色波纹状）↑平滑肌细胞核

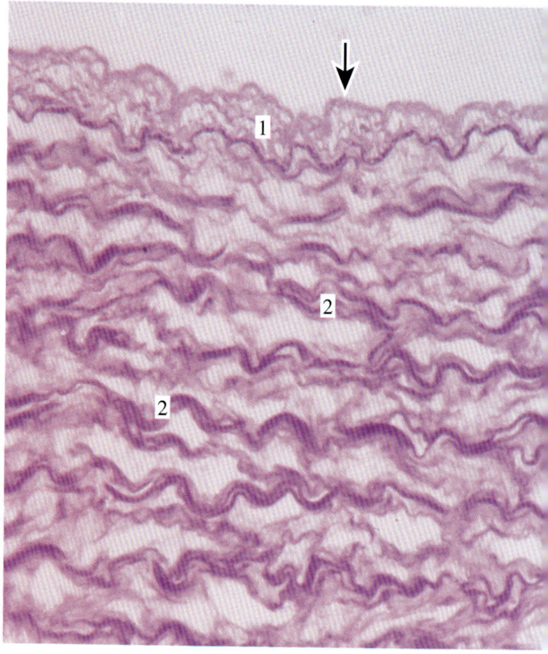

图 24

大动脉（2）　特染　2.5 × 40

↑内皮　1. 内皮下层
2. 中膜的弹性膜

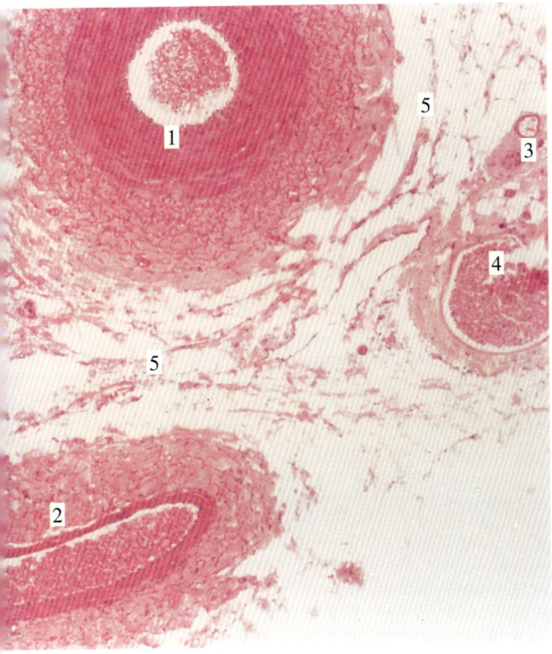

图 25

中、小血管　H.E 染色　5 × 4

1. 中动脉　2. 中静脉　3. 小血管
4. 神经束　5. 疏松结缔组织

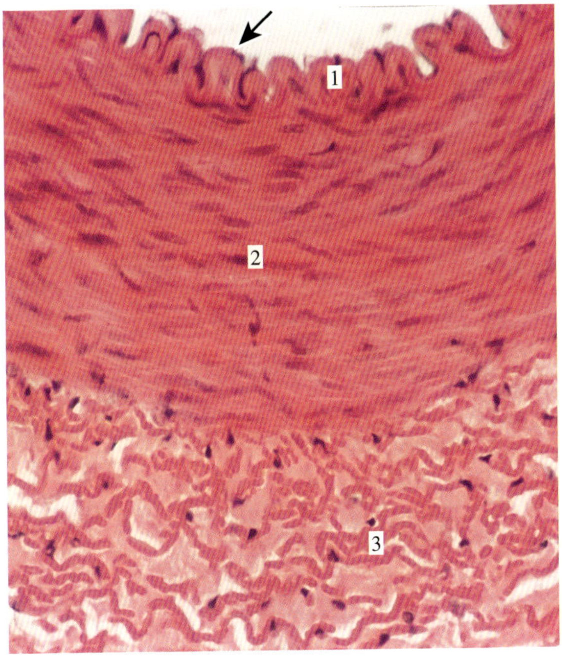

图 26

中动脉　H.E 染色　5 × 20

↓内弹性膜（内皮细胞核附于其上）　1. 内膜
2. 中膜的平滑肌　3. 外膜的弹性纤维

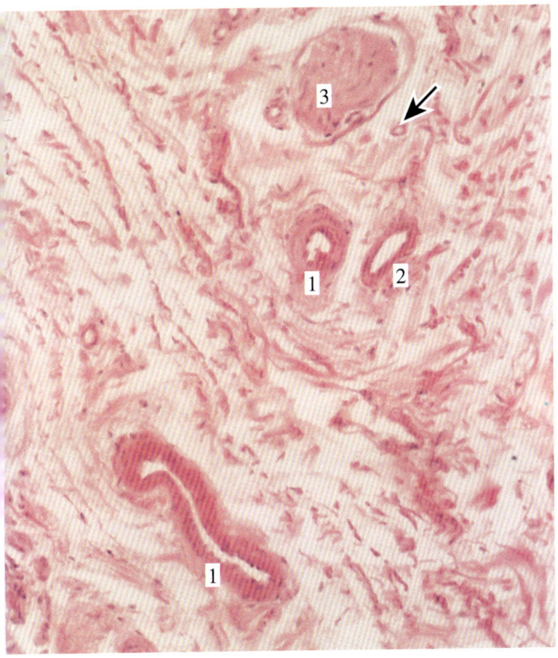

图 27

小血管　H.E 染色　5 × 4

1. 小动脉　2. 小静脉　3. 神经束　↓毛细血管

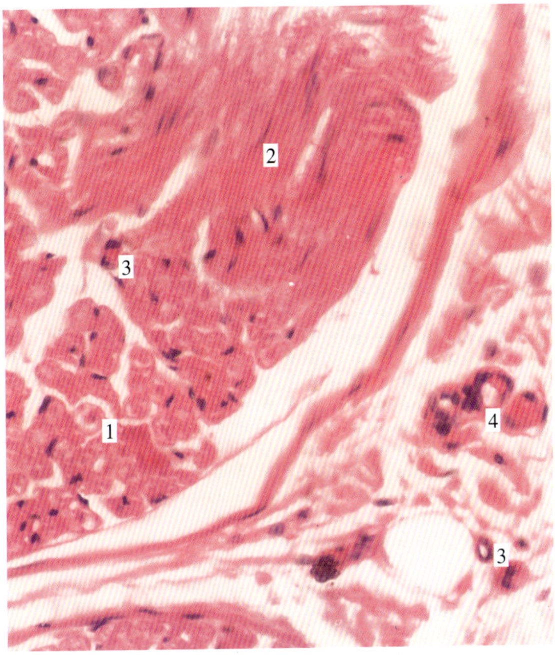

图 28

神经束　H.E 染色　5 × 20

1. 有髓神经纤维横切　2. 神经纤维斜切
3. 毛细血管　4. 微动脉

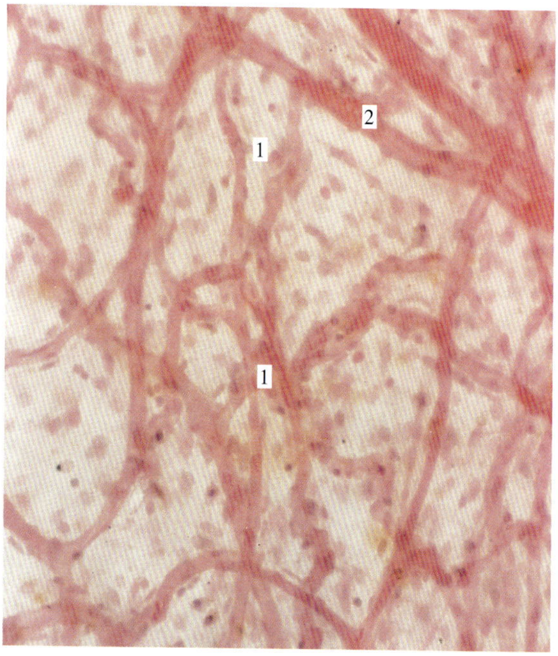

图29

毛细血管网　H.E 染色　5 × 10

肠系膜铺片：1. 毛细血管（相连成网）　2. 微血管

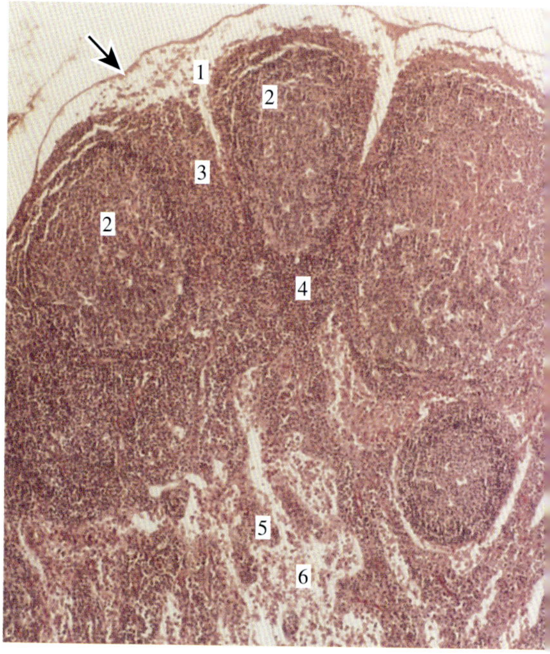

图30

淋巴结　H.E 染色　5 × 4

↓被膜　1. 皮质淋巴窦　2. 淋巴小结　3. 小结间区　4. 副皮质区　5. 髓索　6. 髓窦

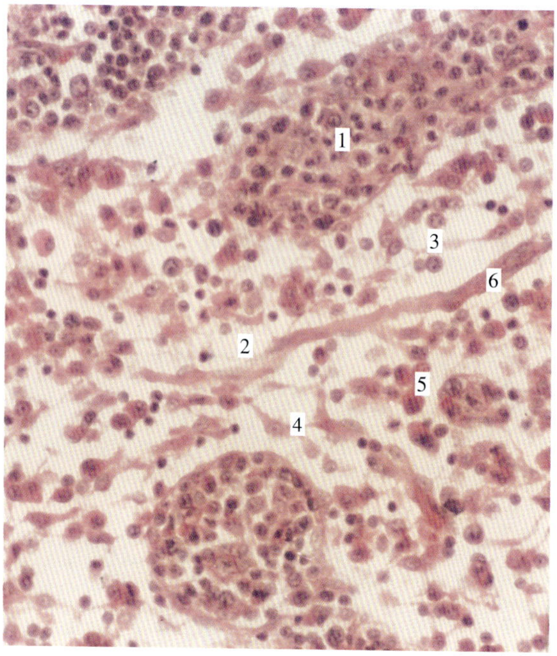

图31

淋巴结髓质　H.E 染色　5 × 20

1. 髓索　2. 髓窦　3. 淋巴细胞　4. 网状细胞　5. 巨噬细胞　6. 小梁

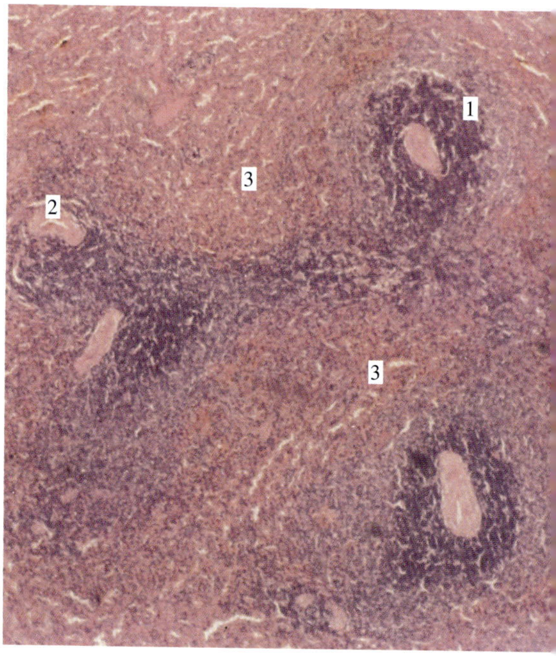

图32

脾　H.E 染色　5 × 4

1. 白髓，周边色浅部分为边缘区　2. 中央动脉　3. 红髓

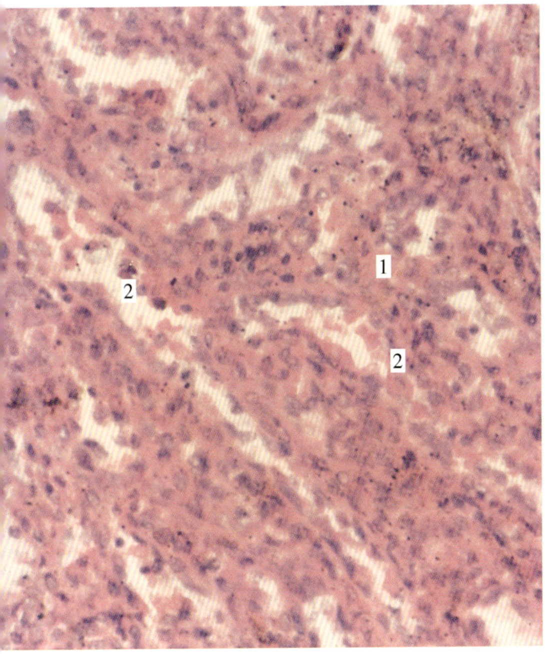

图 33

脾（红髓） H.E 染色 5×20

1. 脾索 2. 脾窦：窦壁由杆状内皮细胞组成，腔内含红细胞

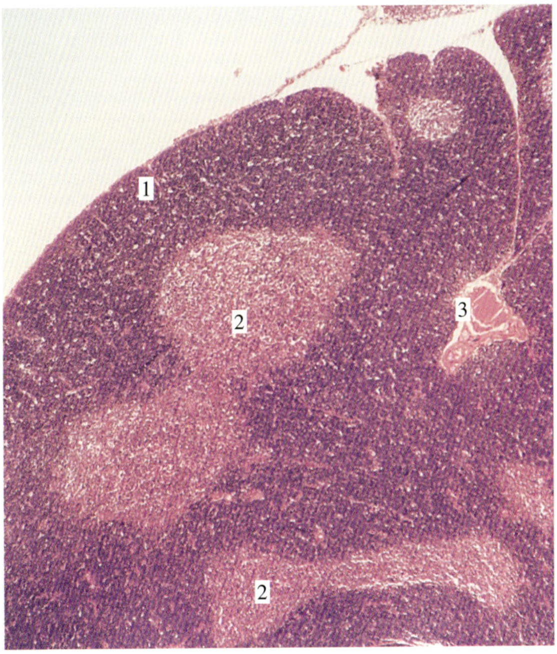

图 34

胸腺 H.E 染色 2.5×4

1. 胸腺皮质 2. 胸腺髓质 3. 小叶间隔结缔组织（可见小血管）

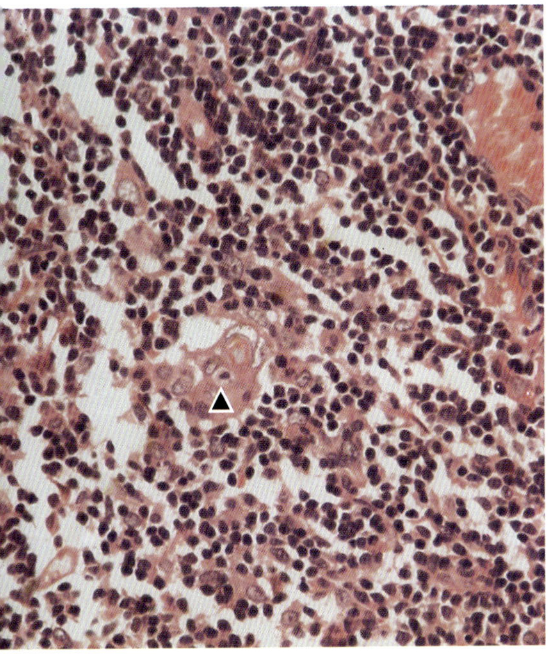

图 35

胸腺髓质 H.E 染色 2.5×40

▲胸腺小体：不规则形，由多层扁平的胸腺上皮细胞呈同心圆排列而成，中央的细胞已变性

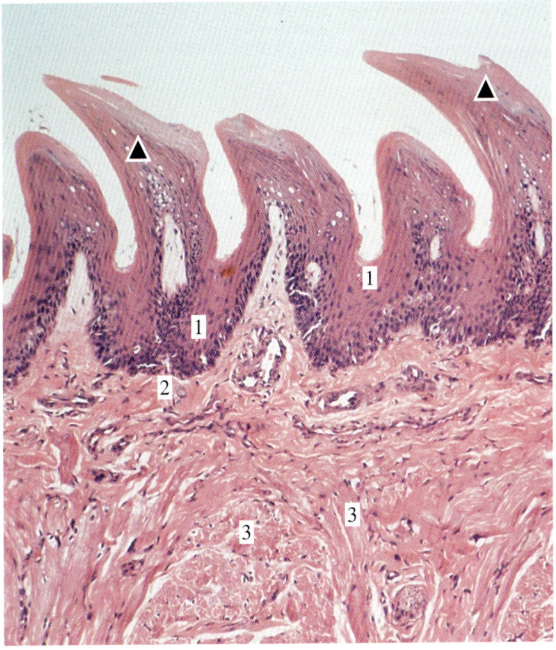

图 36

舌 H.E 染色 2.5×10

1. 黏膜上皮（复层扁平上皮，可见丝状乳头▲）
2. 固有层 3. 舌肌（骨骼肌，纵横交错）

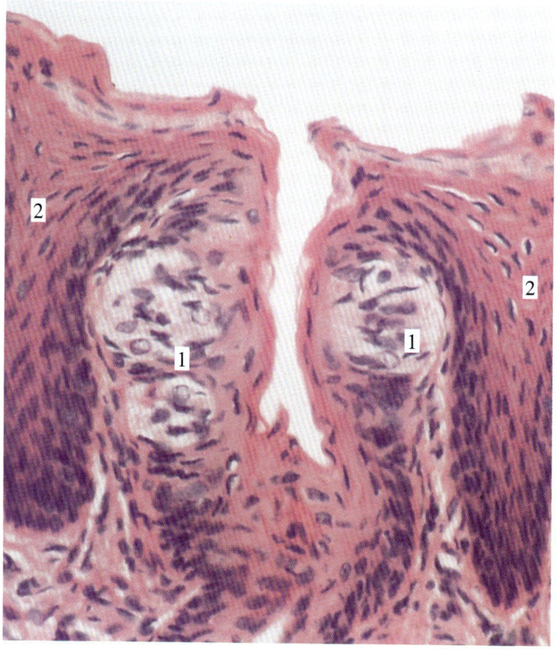

图 37

味蕾（舌） H.E 染色 5 × 20

1. 味蕾（卵圆形小体） 2. 黏膜上皮（复层扁平上皮）

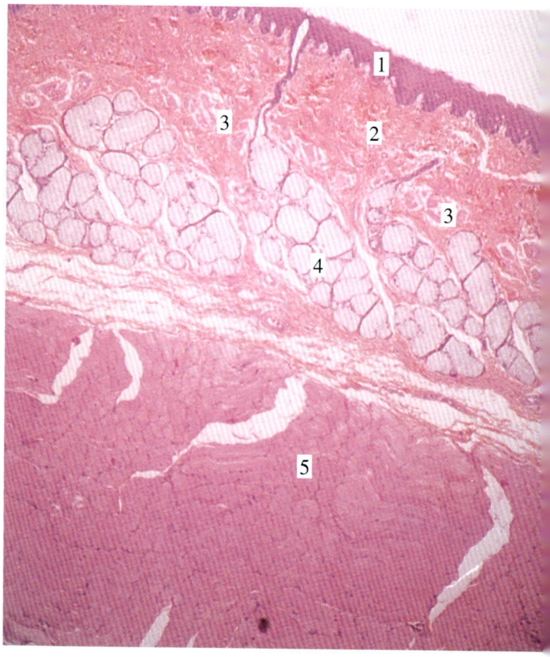

图 38

食管 H.E 染色 2.5 × 4

1. 黏膜上皮（复层扁平上皮） 2. 固有层 3. 黏膜肌
4. 食管腺（位于黏膜下层） 5. 肌层

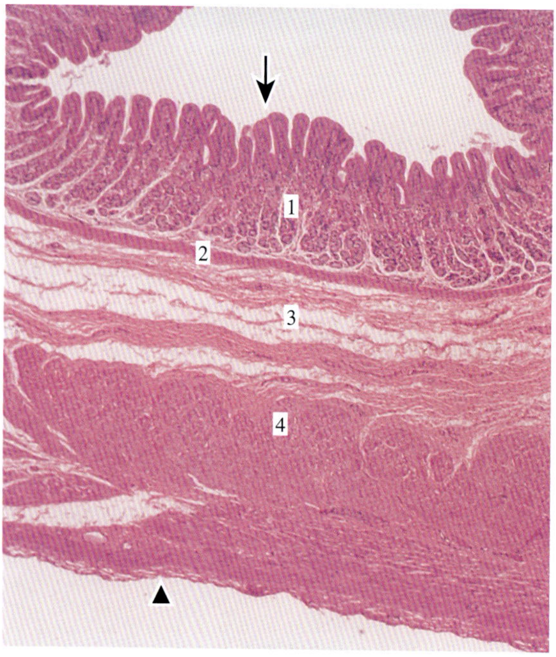

图 39

胃（体部） H.E 染色 2.5 × 4

↓胃上皮 1. 固有层（含大量胃底腺） 2. 黏膜肌
3. 黏膜下层 4. 肌层 ▲浆膜

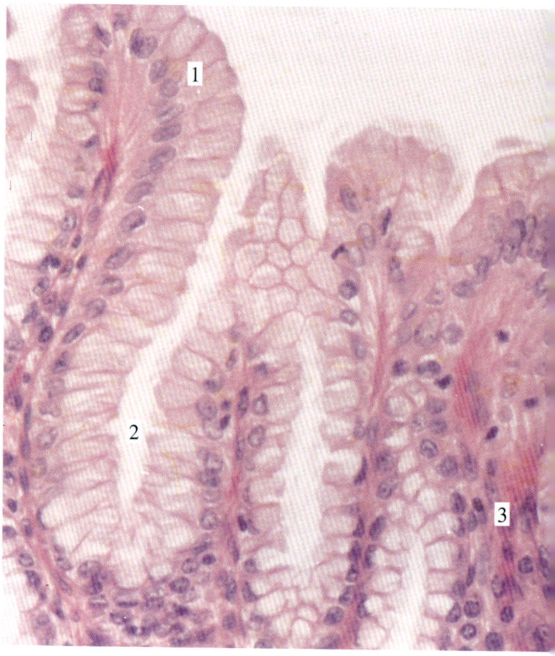

图 40

胃黏膜 H.E 染色 5 × 20

1. 胃上皮（单层柱状上皮） 2. 胃小凹
3. 固有层（结缔组织）

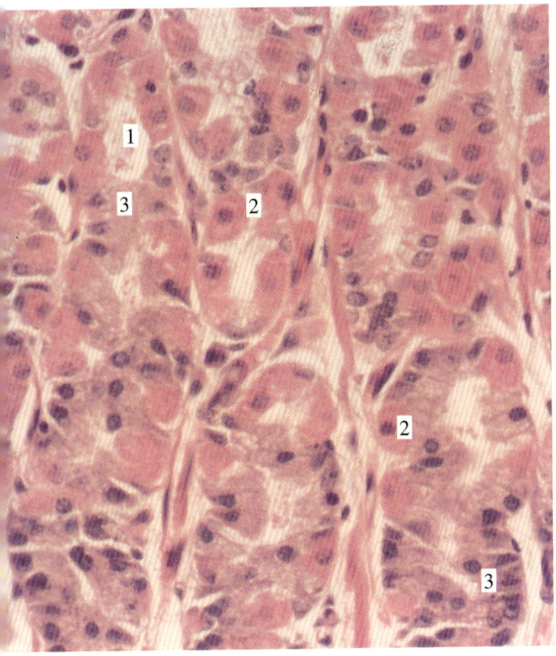

图 41

胃底腺　H.E 染色　5 × 20

1. 胃底腺腔　2. 壁细胞（胞体大，胞质嗜酸性）
3. 主细胞（柱状或锥形，胞质嗜碱性）

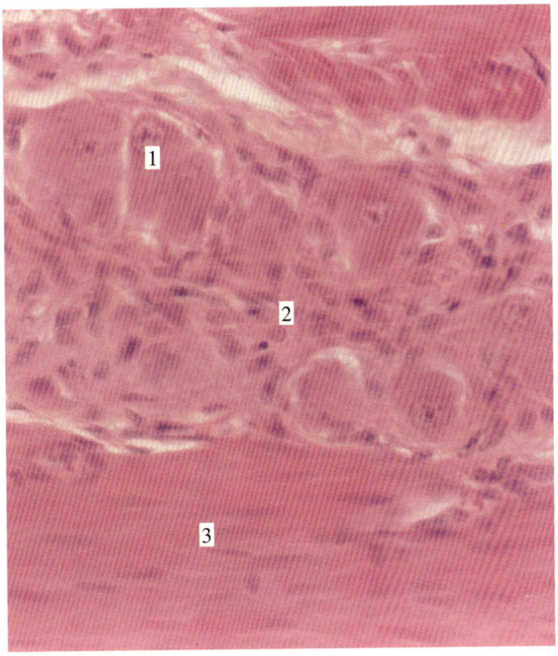

图 42

肌间神经丛　H.E 染色　5 × 20

1. 副交感神经元胞体　2. 无髓神经纤维　3. 平滑肌层

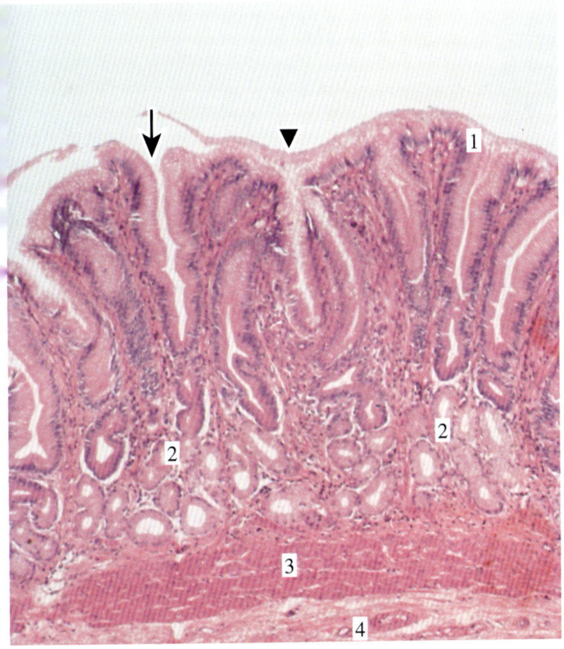

图 43

胃幽门　H.E 染色　2.5 × 10

▲黏液膜　↓胃小凹　1. 胃上皮　2. 幽门腺
3. 黏膜肌　4. 黏膜下层

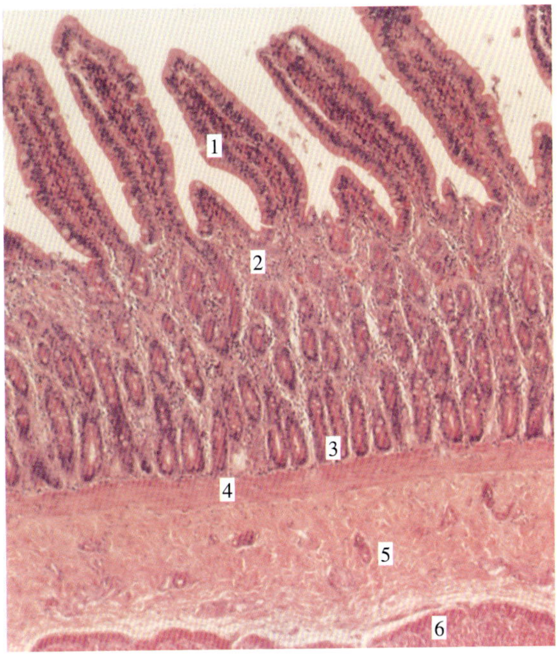

图 44

小肠（空肠纵切）　H.E 染色　5 × 4

1.肠绒毛　2.固有层　3.肠腺　4.黏膜肌层
5.黏膜下层　6.平滑肌层（内环肌横切）

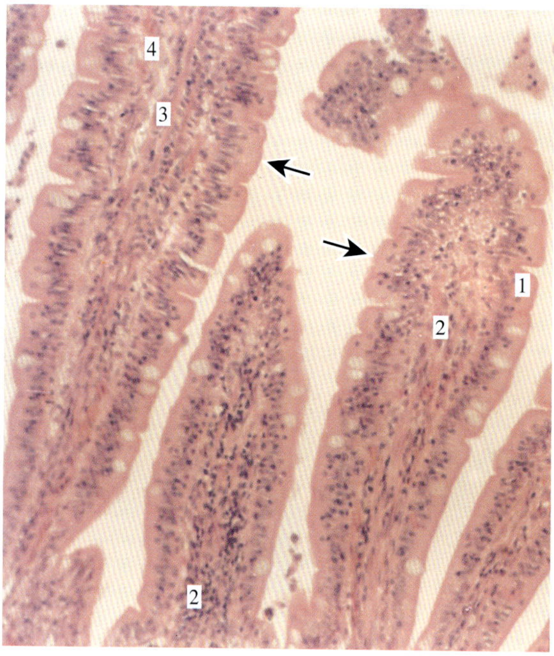

图 45

小肠绒毛（纵切） H.E 染色 5×10

→纹状缘 1. 肠上皮（单层柱状上皮，其中可见杯形细胞——呈空泡状） 2. 绒毛中轴（固有层） 3. 散在的平滑肌 4. 毛细血管

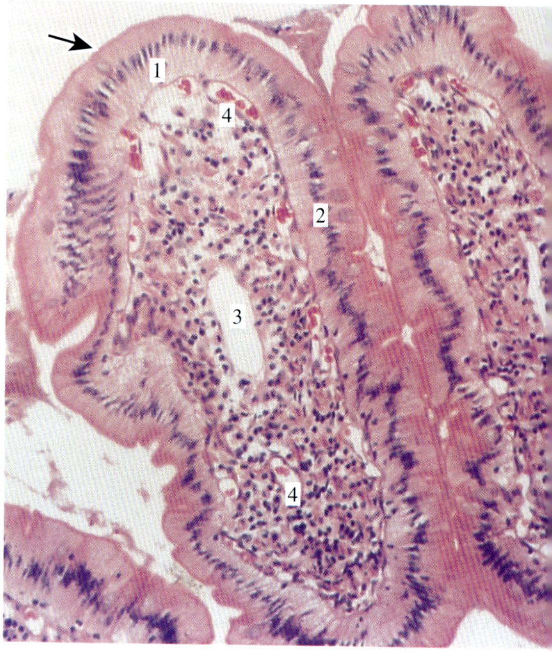

图 46

小肠绒毛（横切） H.E 染色 5×20

→纹状缘 1. 柱状细胞 2. 杯形细胞 3. 中央乳糜管 4. 毛细血管

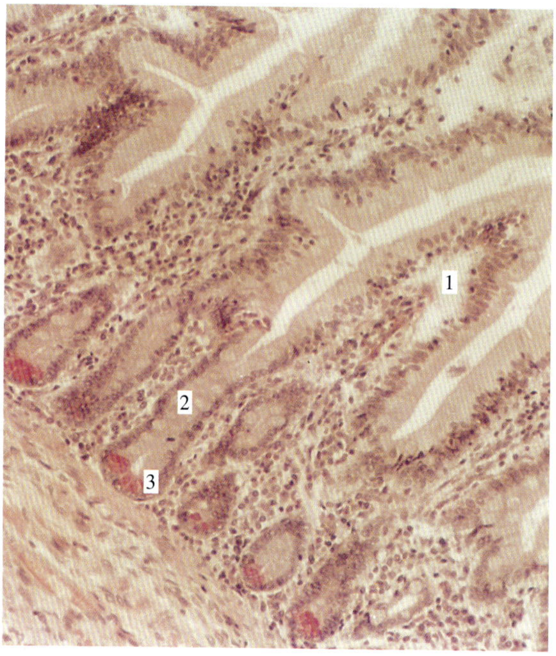

图 47

小肠黏膜 H.E 染色 5×10

1. 肠绒毛 2. 肠腺 3. 帕内特细胞（Paneth cell）

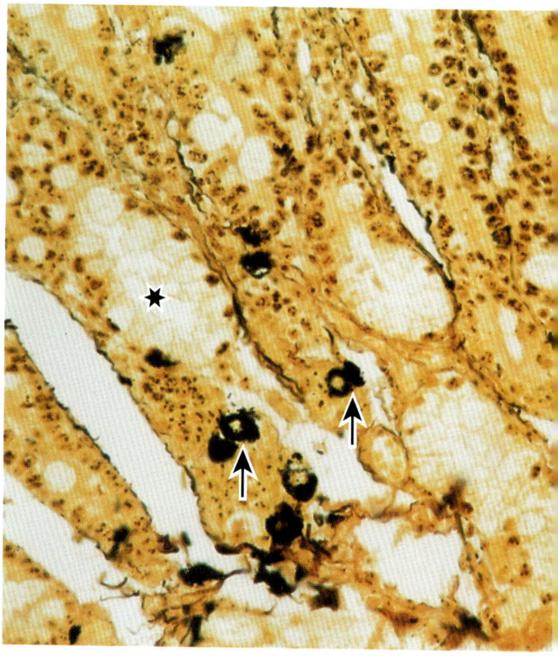

图 48

小肠内分泌细胞 银染 2.5×40

↑内分泌细胞：分布于肠腺（＊）或肠上皮细胞间，胞质内见密集的棕黑色嗜银颗粒，核未着色

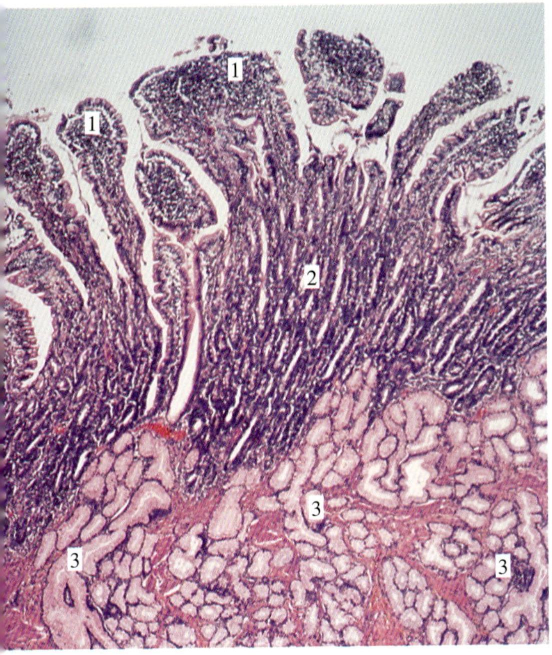

图 49

十二指肠　H.E 染色　2.5 × 4

1. 肠绒毛　2. 肠腺　3. 十二指肠腺

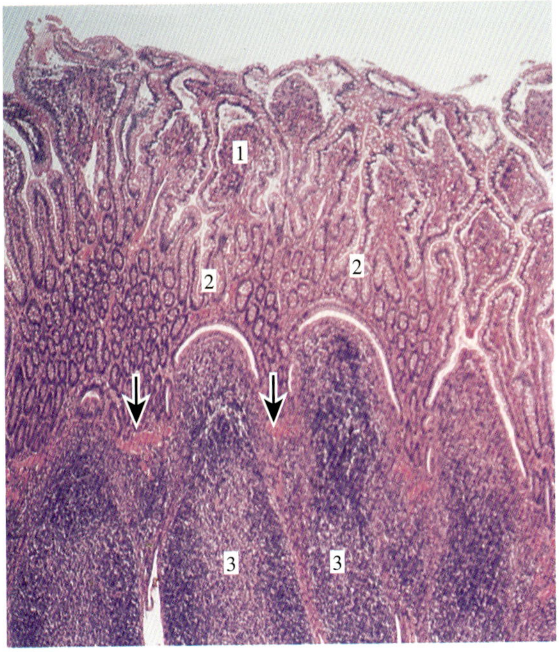

图 50

回肠　H.E 染色　2.5 × 4

1. 肠绒毛　2. 肠腺　↓黏膜肌　3. 集合淋巴小结

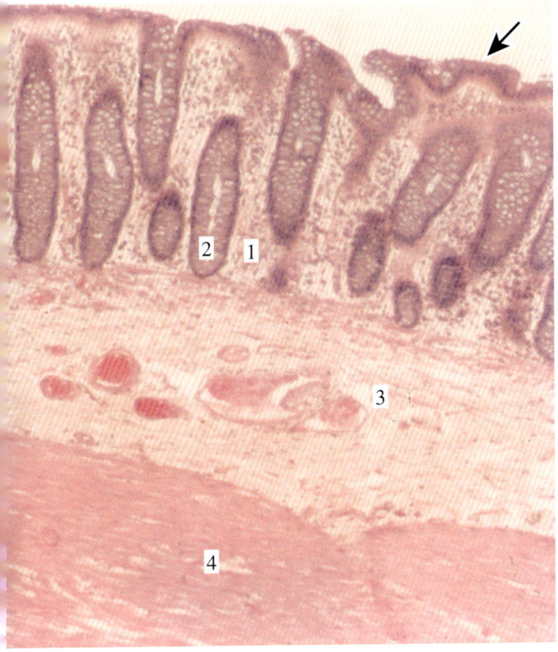

图 51

结肠　H.E 染色　5 × 4

↓肠上皮　1. 固有层　2. 肠腺

3. 黏膜下层　4. 肌层

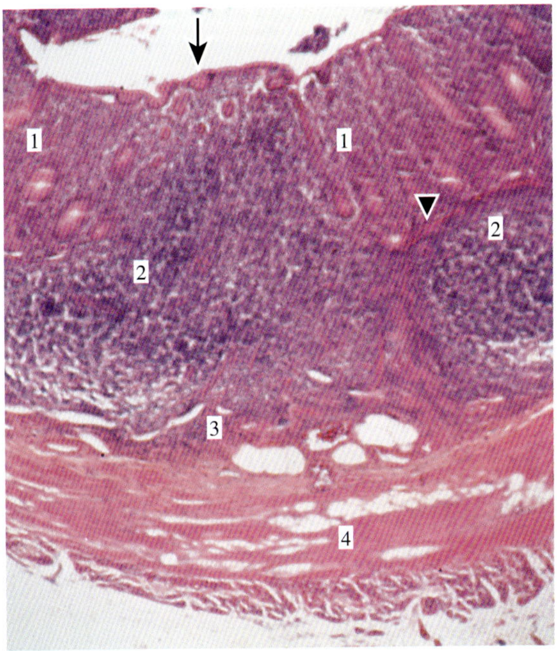

图 52

阑尾　H.E 染色　2.5 × 4

↓上皮　1. 肠腺　2. 淋巴小结　3. 黏膜下层　4. 肌层

▲黏膜肌（不完整）

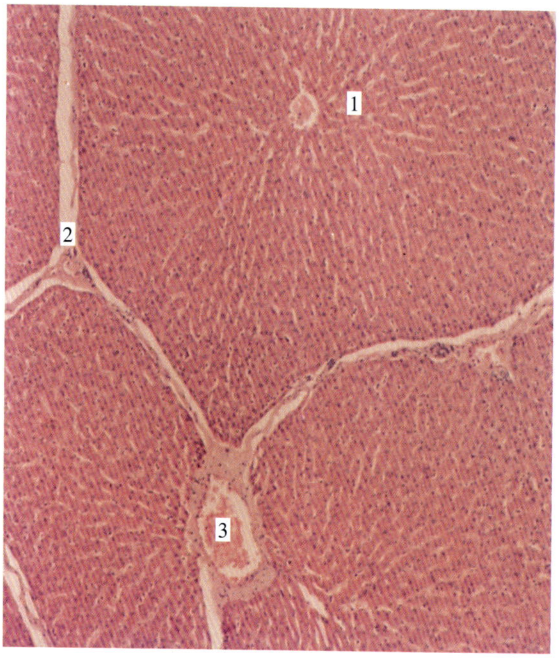

图 53

肝脏（猪肝） H.E 染色 5×4

1. 肝小叶 2. 门管区 3. 叶下静脉

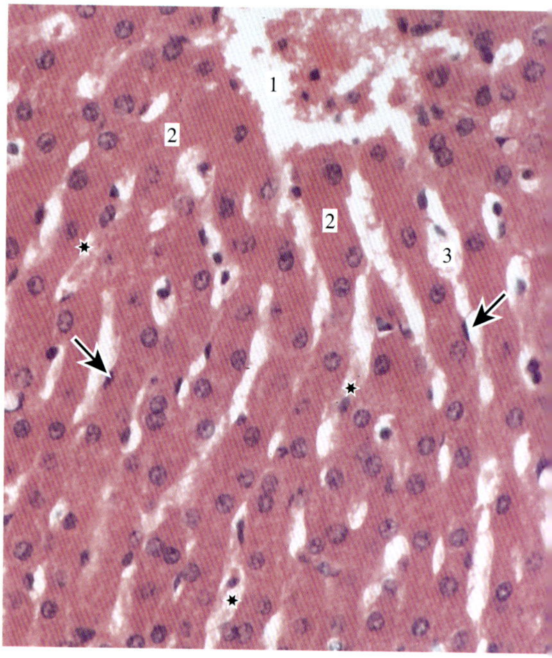

图 54

肝脏（肝小叶） H.E 染色 5×20

1. 中央静脉 2. 肝细胞索（板） 3. 肝血窦 * 肝巨噬细胞 ↓内皮

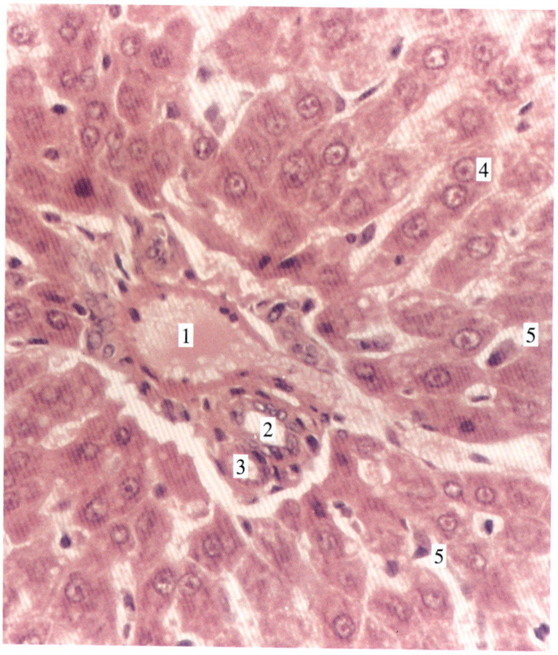

图 55

肝脏（门管区） H.E 染色 5×40

1. 小叶间静脉 2. 小叶间胆管 3. 小叶间动脉 4. 双核肝细胞 5. 肝巨噬细胞

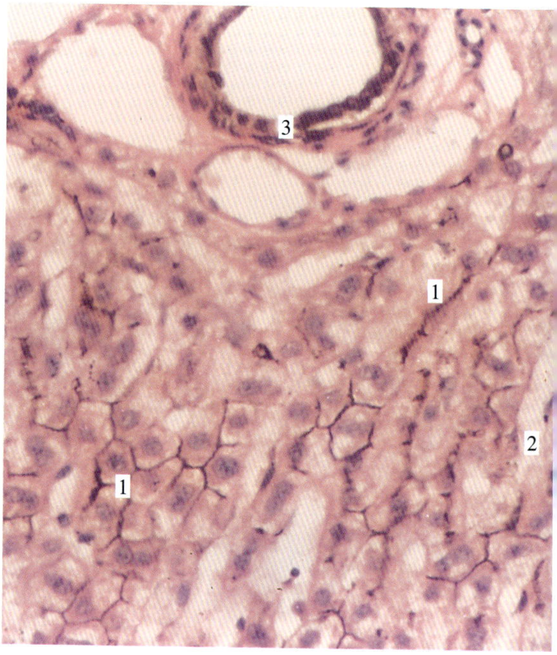

图 56

肝脏 特染 5×40

1. 胆小管（肝细胞间棕黑色的细线或细网格状结构） 2. 肝巨噬细胞（可见部分细胞胞质中含吞噬的墨汁颗粒） 3. 门管区

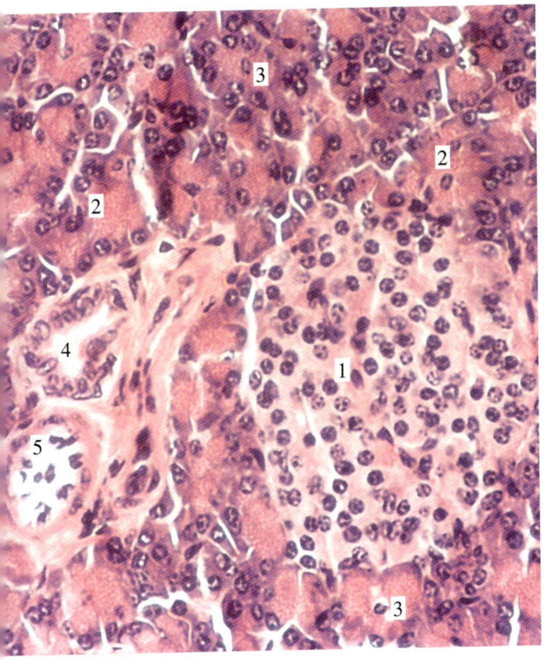

图 57

胰腺 H.E 染色 5 × 20

1. 胰岛（内分泌部） 2. 腺泡（外分泌部）
3. 泡心细胞 4. 导管 5. 血管

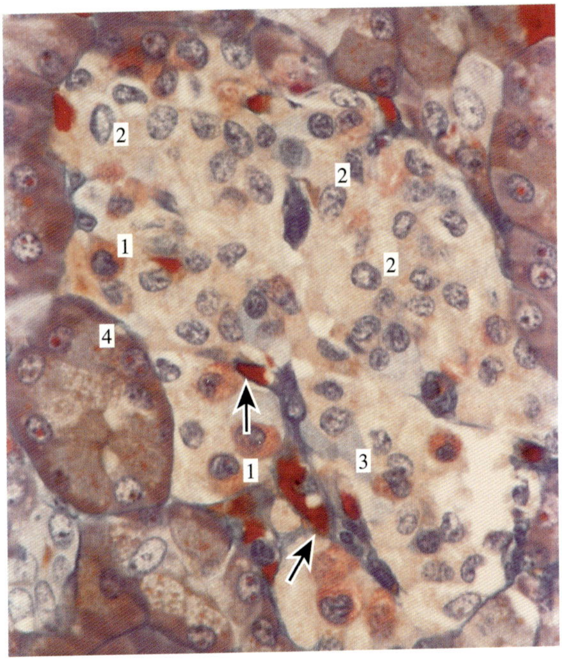

图 58

胰岛 特染 5 × 40

1.A 细胞 2.B 细胞 3.D 细胞 ↑血窦 4. 腺泡

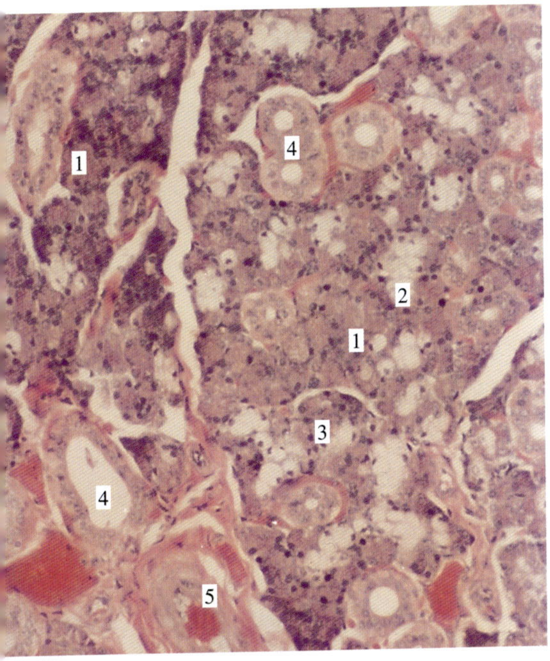

图 59

颌下腺 H.E 染色 5 × 10

1. 浆液性腺泡 2. 黏液性腺泡 3. 混合性腺泡 4. 导管
5. 血管

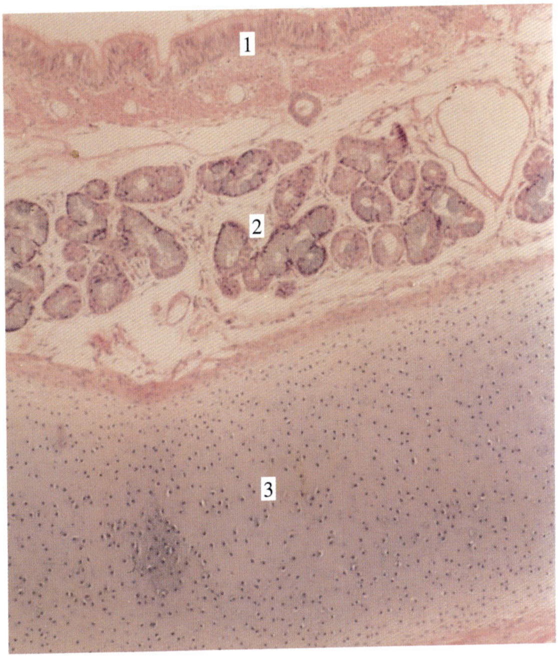

图 60

气管 H.E 染色 5 × 4

1. 黏膜层 2. 黏膜下层（含混合腺）
3. 外膜的透明软骨

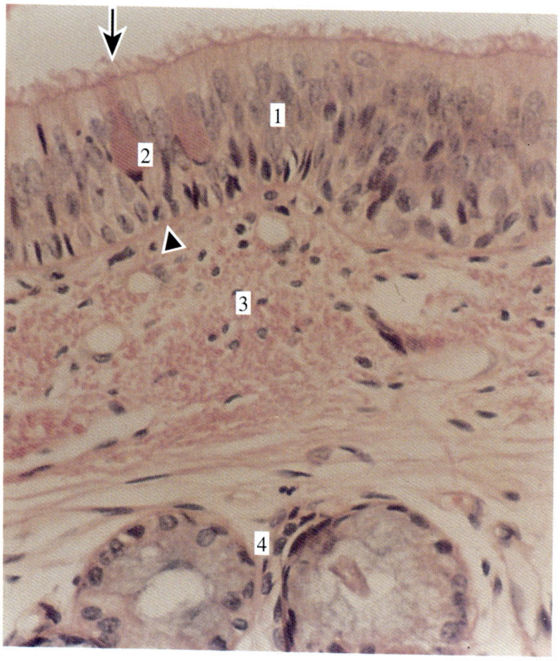

图 61

气管黏膜　H.E 染色　5 × 20

↓纤毛　1. 假复层纤毛柱状上皮　2. 杯形细胞
3. 固有层（红色小点为弹性纤维横切面）
4. 黏膜下层的混合腺　▲基膜

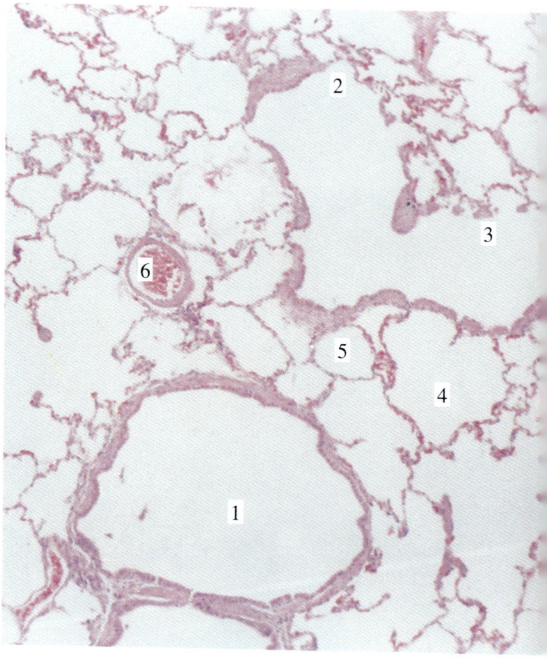

图 62

肺（1）　H.E 染色　5 × 4

1. 终末细支气管　2. 呼吸性细支气管　3. 肺泡管
4. 肺泡囊　5. 肺泡　6. 肺间质小血管

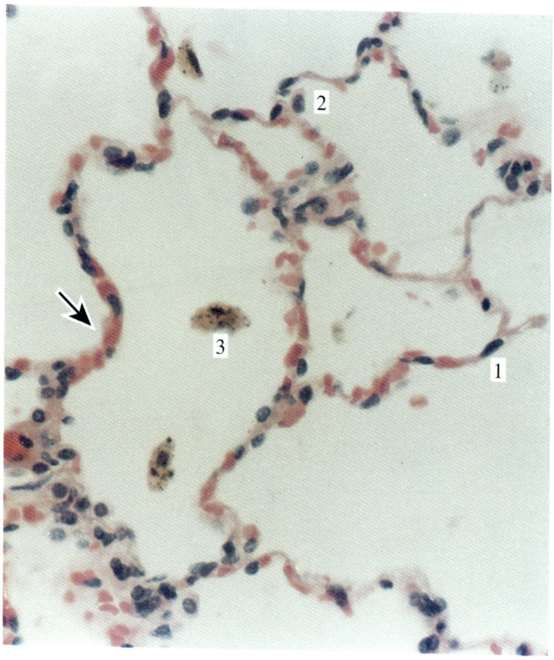

图 63

肺（2）　H.E 染色　5 × 20

1. Ⅰ型肺泡细胞　2. Ⅱ型肺泡细胞　3. 尘细胞
→呼吸膜（为肺泡腔与红细胞间的粉红色细线）

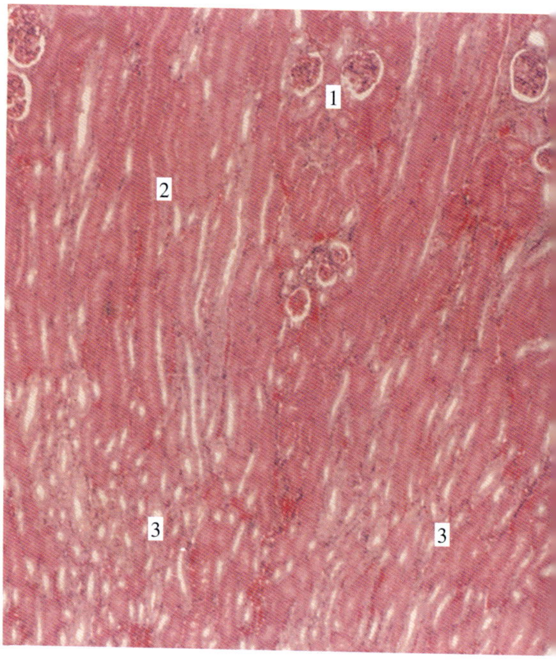

图 64

肾　H.E 染色　5 × 4

1. 皮质迷路（含肾小体）　2. 髓放线　3. 髓质

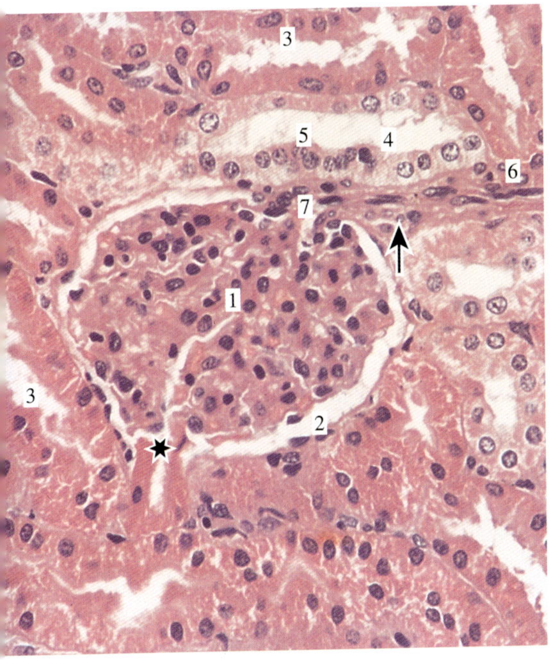

图 65

肾皮质（1） H.E 染色 2.5×40

1. 血管球（含肾小囊脏层） 2. 肾小囊壁层 3. 近曲小管 4. 远曲小管 5. 致密斑 6. 入球微动脉 ↑ 球旁细胞 7. 球外系膜细胞 * 尿极

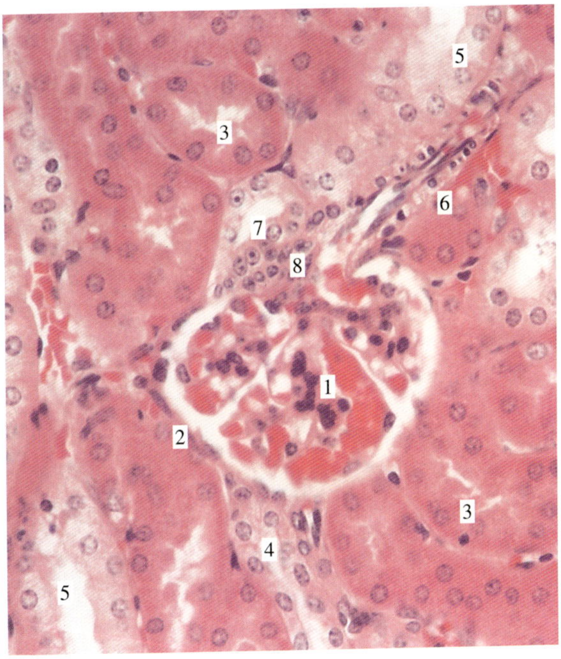

图 66

肾皮质（2） H.E 染色 2.5×40

1. 血管球 2. 肾小囊壁层 3. 近曲小管 4. 远曲小管 5. 集合小管 6. 球旁细胞 7. 致密斑 8. 球外系膜细胞

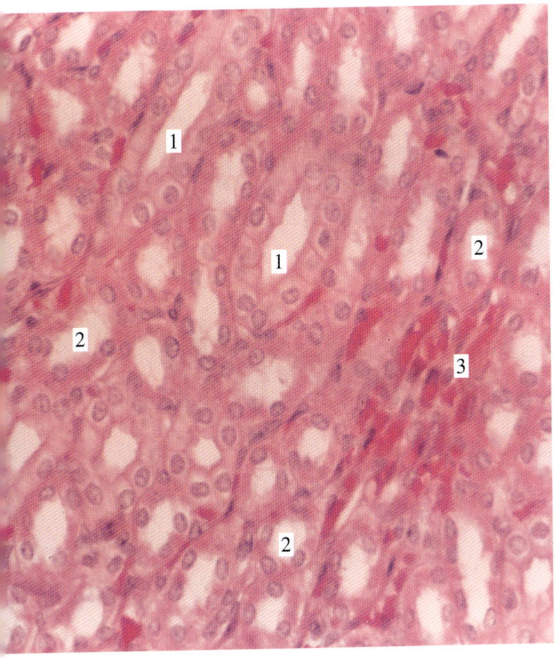

图 67

肾髓质 H.E 染色 5×20

1. 集合小管 2. 髓袢各段切面 3. 髓质毛细血管

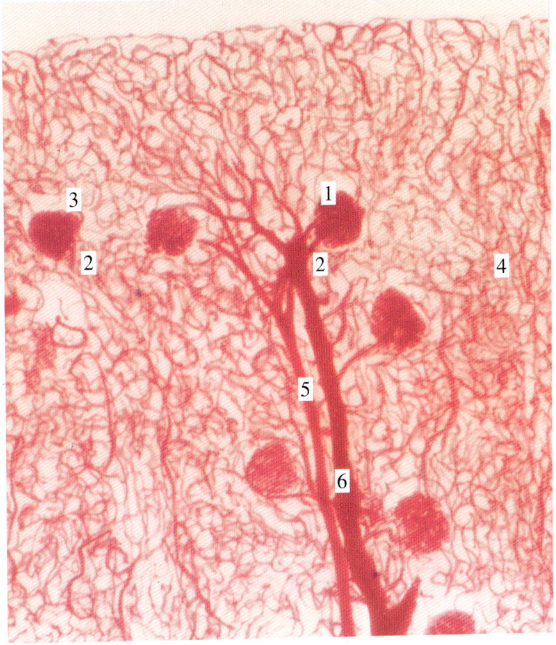

图 68

肾血管 特染 5×4

1. 血管球 2. 入球微动脉 3. 出球微动脉 4. 皮质毛细血管网 5. 小叶间动脉 6. 小叶间静脉

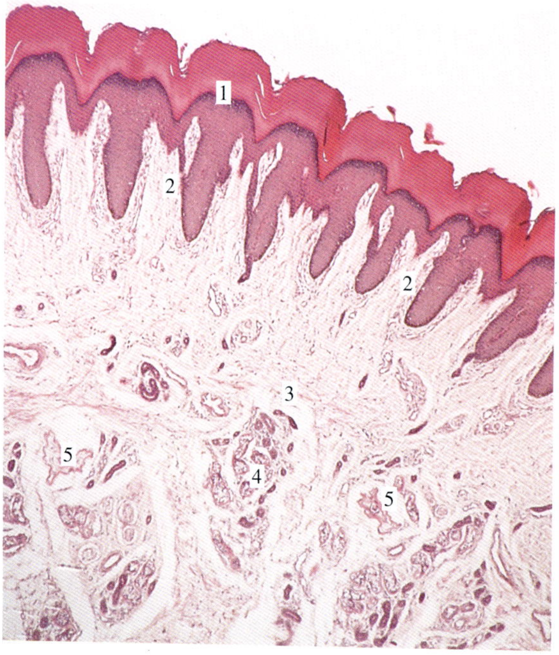

图 69

指皮（1） H.E 染色 2.5×4

1. 表皮 2. 真皮乳头层 3. 真皮网织层 4. 汗腺 5. 环层小体

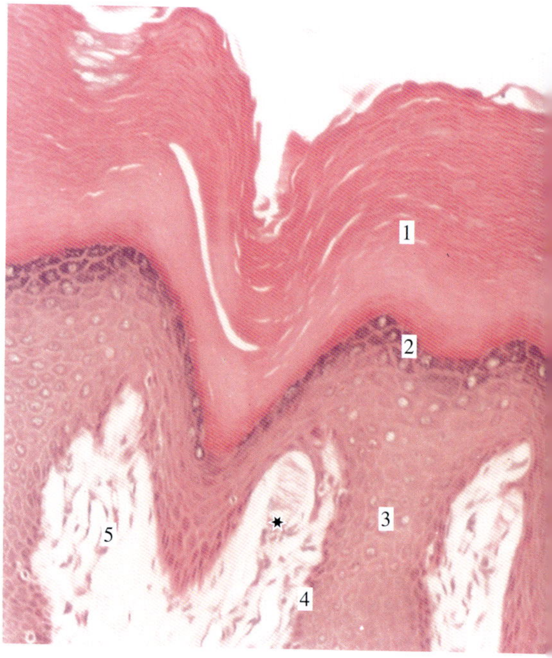

图 70

指皮（2） H.E 染色 5×20

1. 表皮的角质层 2. 颗粒层 3. 棘层 4. 基底层 5. 真皮乳头层 * 触觉小体

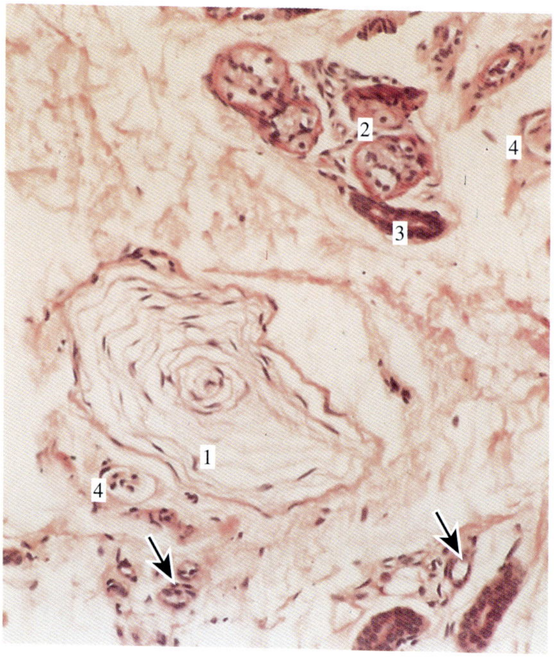

图 71

指皮（真皮网织层） H.E 染色 2.5×20

1. 环层小体 2. 汗腺分泌部 3. 汗腺导管部 4. 神经束 ↓小血管

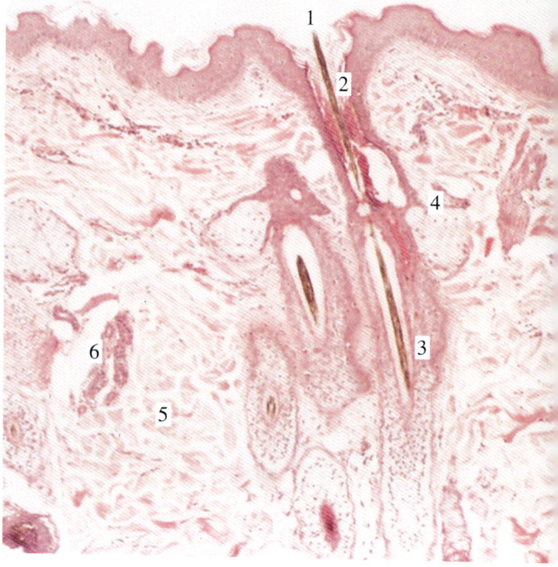

图 72

头皮 H.E 染色 5×4

1. 毛干 2. 毛根 3. 毛囊 4. 皮脂腺 5. 真皮网织层 6. 汗腺

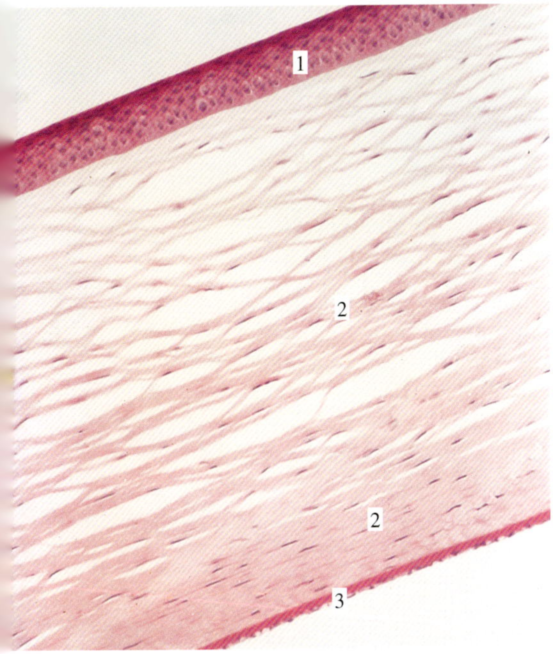

图 73

角膜　H.E 染色　5 × 10

1. 角膜上皮（复层扁平上皮）　2. 角膜固有层（胶原纤维平行排列）　3. 角膜内皮

注：前界层、后界层不易分辨。

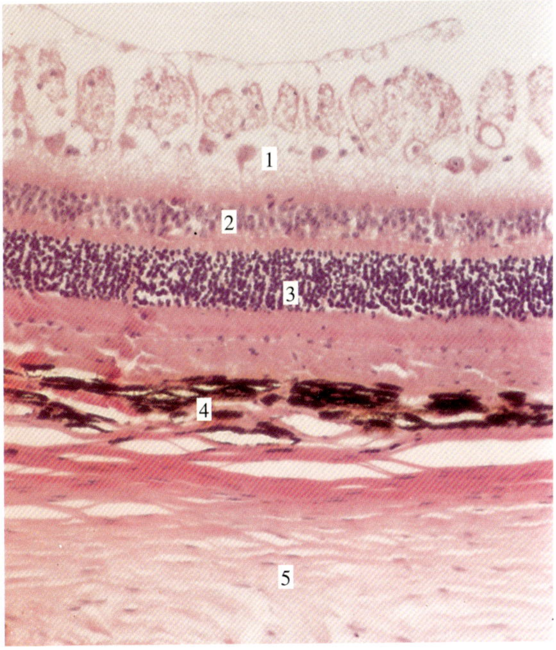

图 74

眼球壁　H.E 染色　5 × 10

1. 视网膜节细胞层（可见节细胞胞体）　2. 双极细胞层　3. 视锥、视杆细胞层　4. 脉络膜　5. 巩膜

注：视网膜色素上皮不易分辨。

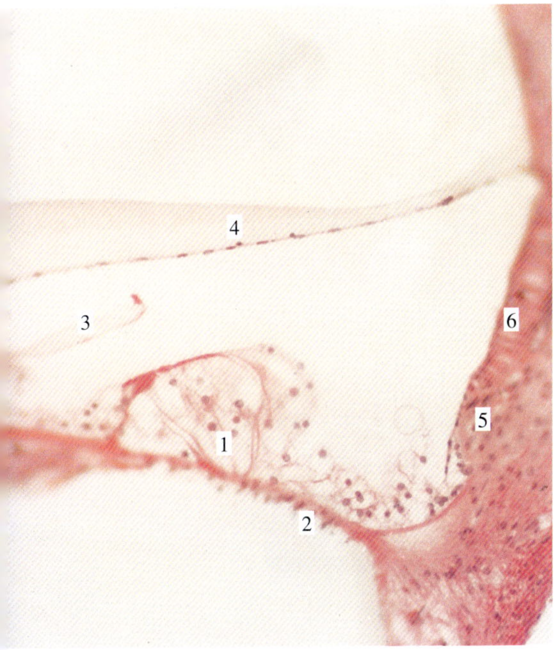

图 75

内耳（膜蜗管横切）　H.E 染色　5 × 10

1. 螺旋器　2. 基底膜（蜗管下壁）　3. 盖膜　4. 前庭膜（蜗管上壁）　5. 螺旋韧带（蜗管外壁）　6. 血管纹（复层柱状上皮，内含毛细血管）

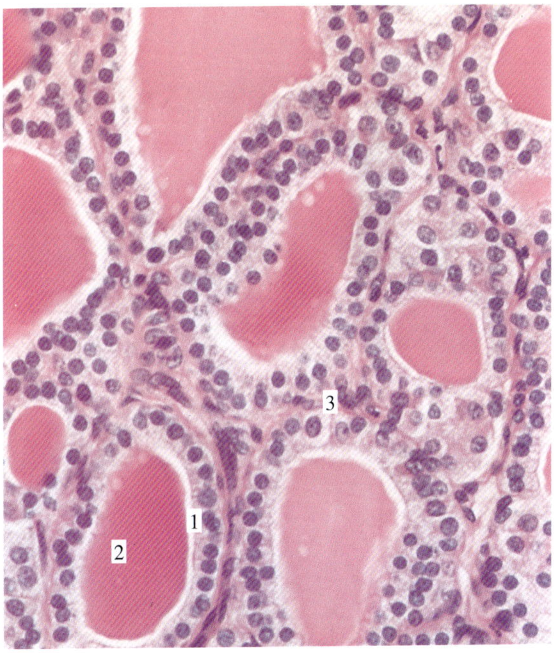

图 76

甲状腺（1）　H.E 染色　5 × 20

1. 甲状腺滤泡上皮（单层立方上皮）　2. 滤泡腔内的胶体　3. 滤泡旁细胞（胞体大、胞质着色浅）

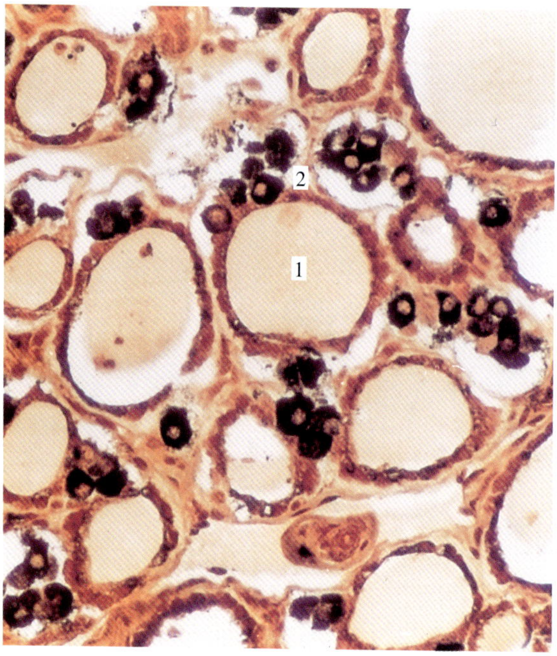

图 77

甲状腺（2） 银染 5×20

1. 甲状腺滤泡 2. 滤泡旁细胞（胞质内充满棕黑色嗜银颗粒）

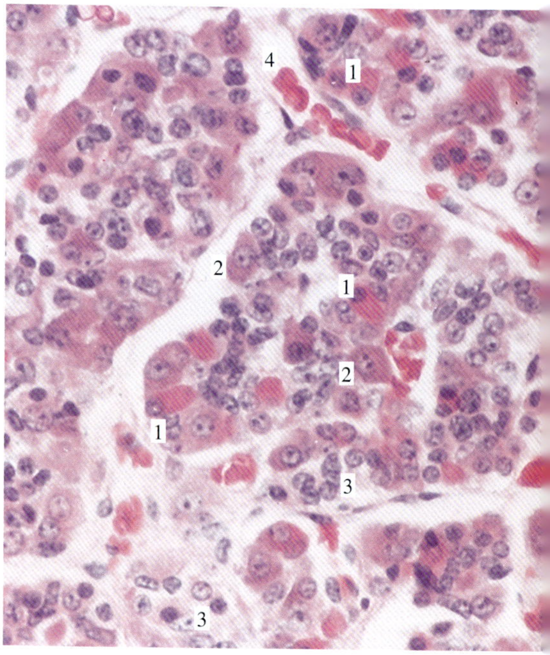

图 78

垂体（远侧部） H.E 染色 5×20

1. 嗜酸性细胞 2. 嗜碱性细胞 3. 嫌色细胞 4. 血窦

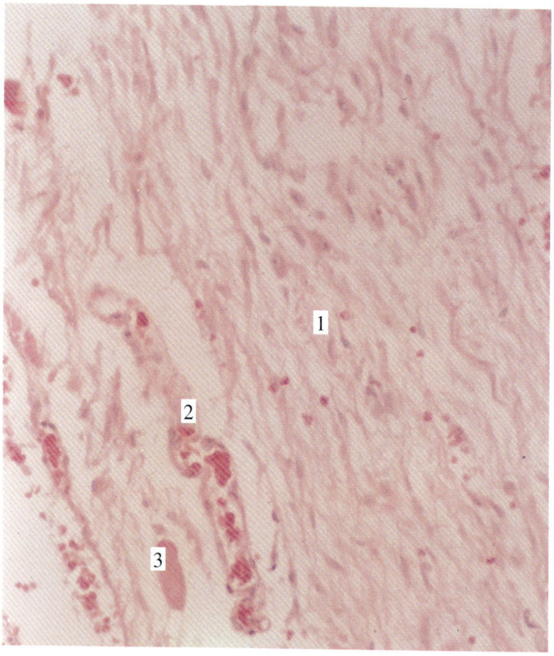

图 79

垂体（神经部） H.E 染色 5×10

1. 无髓神经纤维及神经胶质细胞 2. 毛细血管（垂体门脉系统） 3. 赫林体（Herring body，多见于毛细血管附近，为粉红色大小不等的团块）

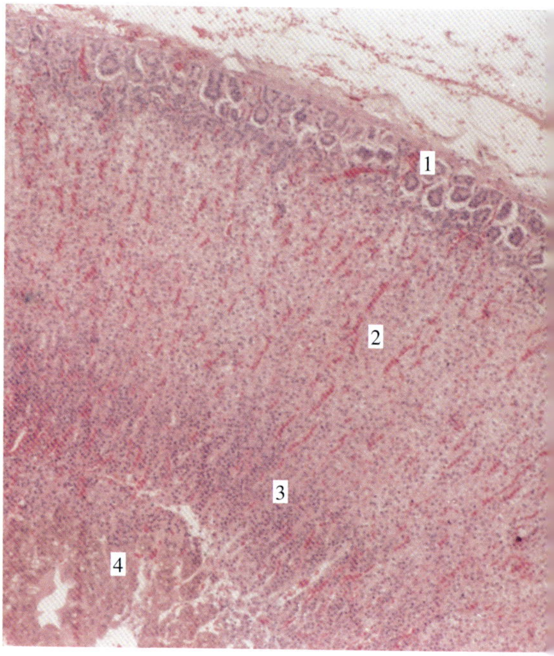

图 80

肾上腺 H.E 染色 5×4

1. 皮质球状带 2. 皮质束状带（可见毛细血管成行平行排列） 3. 皮质网状带 4. 肾上腺髓质

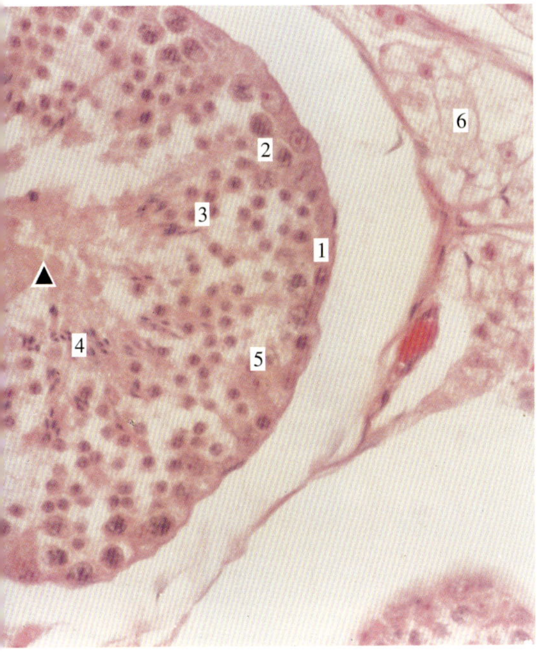

图 81

睾丸　H.E 染色　5 × 20

▲生精小管腔　1. 精原细胞　2. 初级精母细胞　3. 精子细胞　4. 精子　5. 支持细胞胞核（卵圆形，核仁明显）　6. 间质细胞

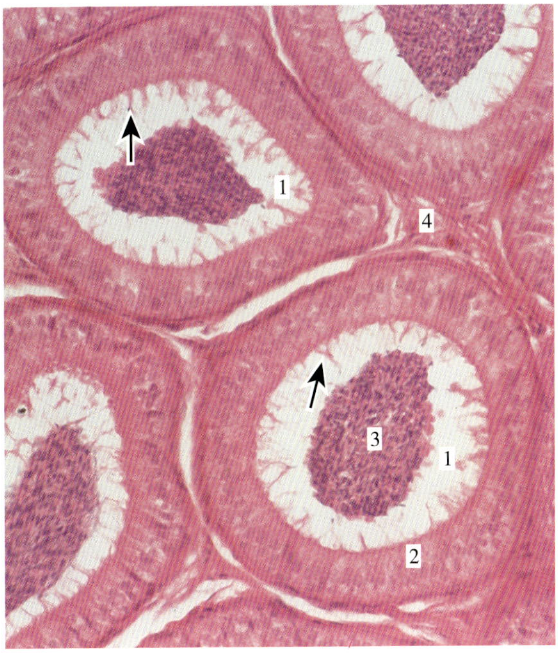

图 82

附睾　H.E 染色　2.5 × 20

1. 附睾管腔　2. 假复层纤毛柱状上皮　3. 精子　↑静纤毛　4. 结缔组织

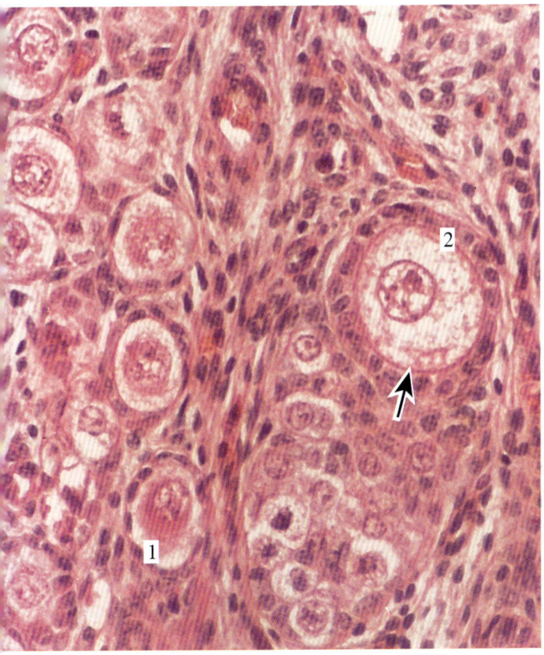

图 83

卵巢皮质　H.E 染色　5 × 20

1. 原始卵泡　2. 初级卵泡　↑透明带

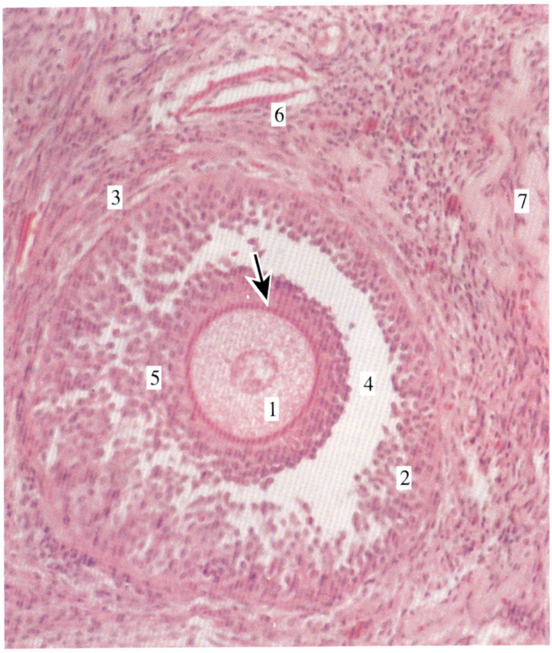

图 84

次级卵泡（卵巢皮质）　H.E 染色　2.5 × 20

1. 初级卵母细胞　2. 颗粒层　3. 卵泡膜　4. 卵泡腔　5. 卵丘　6. 闭锁卵泡　7. 白体　↑透明带

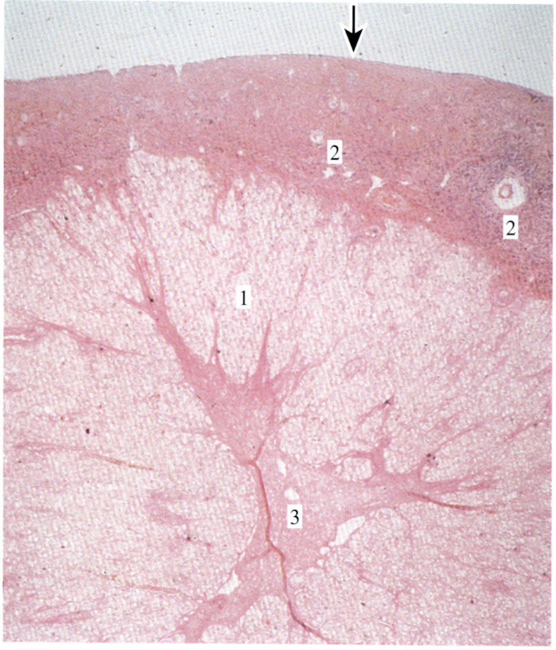

图85

黄体（1） H.E 染色 2.5×4

↓表面上皮 1.黄体 2.卵泡 3.结缔组织

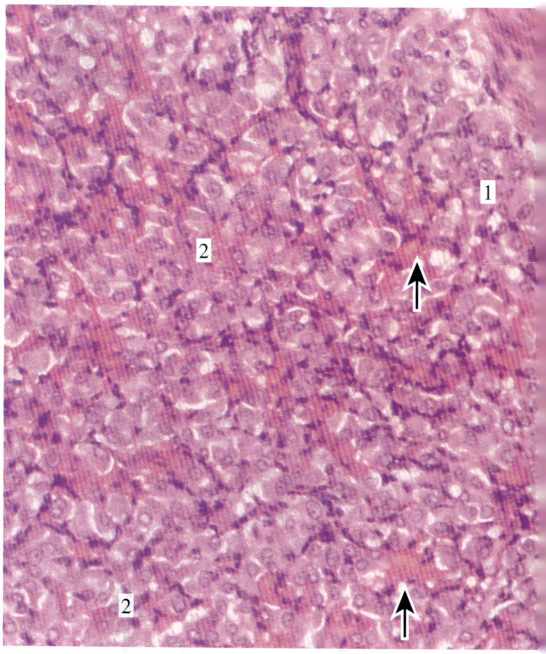

图86

黄体（2） H.E 染色 5×10

1.膜黄体细胞 2.粒黄体细胞

↑结缔组织（血窦不易分辨）

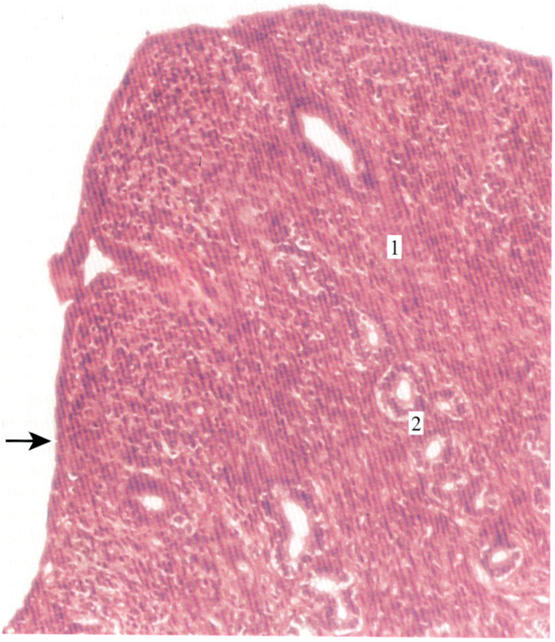

图87

子宫内膜（增生期） H.E 染色 5×10

→内膜上皮（单层柱状上皮） 1.固有层（基质细胞增生） 2.子宫腺（增长，弯曲）

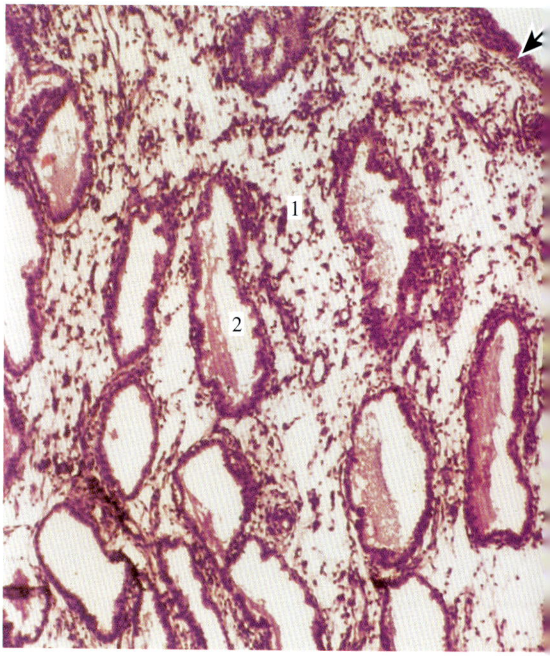

图88

子宫内膜（分泌期） H.E 染色 5×4

→内膜上皮 1.固有层（呈生理性水肿，着色浅）

2.子宫腺（明显增多，腔大不规则，内含分泌物）